DIE TEEBAUMÖL HAUSAPOTHEKE

Cynthia B. Olsen

DIE TEEBAUMÖL HAUSAPOTHEKE

Der ganzheitliche »Heiler« aus Australien
Ein Handbuch für die praktischen Anwendungsmöglichkeiten der Teebaumöl-Essenz, das in keiner Hausapotheke fehlen sollte

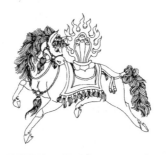

WINDPFERD
Verlagsgesellschaft mbH.

Titel der Originalausgaben *Australian Tea Tree Oil Guide/ Tea Tree Oil First Aid Handbook*
Erschienen bei *Kali Press, Pagosa Springs, CO*
© by Kali Press, P.O. Box 2169, Pagosa Springs, CO 81147-2169
Aus dem Amerikanischen übertragen von Christopher Baker

Anmerkung der Autorin: Vor einer Behandlung mit Teebaumöl sollte man stets qualifizierten medizinischen Rat einholen. Über die Darstellung des vorliegenden, dokumentierten Materials hinaus, liegt es nicht in der Absicht der Autorin, andere oder weiterführende medizinische Behandlungslösungen vorzuschlagen.

Hinweis des Verlages: Die hier vorgestellten Methoden sind nach bestem Wissen und Gewissen dargestellt, die Informationen sollen aber ärztlichen Rat und Hilfe nicht ersetzen. Der Verlag übernimmt keinerlei Haftung für Schäden, die sich aus dem Gebrauch oder Mißbrauch der in diesem Buch dargestellten Behandlungsmethoden sowie Rezepten ergeben.

Die Informationen in diesem Buch sind für Interessierte und zur Weiterbildung gedacht und nicht als Therapie- oder Diagnoseanweisung im medizinischen Sinne zu verstehen.

1. Auflage 1994
2. Auflage 1994
3. Auflage 1994
4. Auflage 1995
5. Auflage 1995
6. Auflage 1995
7. Auflage 1995
8. Auflage 1995
9. Auflage 1995
10. Auflage 1995
11. Auflage 1995
12. Auflage 1995
13. Auflage 1995
14. Auflage 1995
15. Auflage 1995
16. Auflage 1995
17. Auflage 1995
18. Auflage 1995
19. Auflage 1995
20. Auflage 1995
21. Auflage 1995
22. Auflage 1996
23. Auflage 1996
© by Windpferd Verlagsgesellschaft mbH, Aitrang
Alle Rechte vorbehalten
Umschlaggestaltung: Wolfgang Jünemann, unter
Verwendung einer Illustration von Berthold Rodd
Gesamtherstellung: Schneelöwe, 87648 Aitrang
ISBN 3-89385-138-0

Printed in Germany

Inhaltsverzeichnis

Danksagung	7
Einführung	11
Aus dem Land der Wunder	15

Die Geschichte des australischen Teebaumöls 17
Captain Cook entdeckt den außergewöhnlichen Teebaum 17
Die Penfold-Studie 18
Anwendungen vor dem Zweiten Weltkrieg 19
Anwendungen während des Zweiten Weltkriegs 20

Die Ernte und die Ölgewinnung 23
Die Zusammensetzung des Teebaumöls 23
Das Buschöl 24
Die Plantagen 25
Die Vermehrung 26
Die Ölerzeugung 27

Die medizinische Forschung 29
Die Pena-Studie: Hefepilzinfektionen 29
Studie über Fußkrankheiten von Dr. M. Walker 30
Studie Candidamycosis (Dr. P. Belaiche) 31
Studie über Chronische Zystitis (Dr. P. Belaiche) 32
Akne-Studie der Lederle Laboratorien und des Royal Prince
Alfred Hospital 32
Eine weitere Studie mit Teebaumöl 34
Teebaumöl bei bakterieller Vaginosis und durch Candidabefall
verursachter Entzündung der Vulva und Scheide 36
Geriatrische Studie an der Podiatry Training Clinic 36

Erste Hilfe mit Teebaumöl 39
Nase, Nebenhöhlen, Hals und Brust 39
Mundhöhle 39
Muskeln und Gelenke 40
Haut 40
Fußkrankheiten 41
Säuglingspflege 42

Haar und Kopfhaut	42
Tierpflege	44

Empfohlene Dosierung 44

Vorsichtsmaßnahmen 45

Fallbeispiele und Erfahrungsberichte 47
Einige Berichte von Praktikern aus Australien 47
Fallstudien von Dr. David C. Evans 48
Zahnhygiene 49
Berichte über Vergiftungen 50
Persönliche Erfahrungsberichte: 50
Bildabschnitt 56

Schönheits-, Gesichts- und Körperpflege 61
Gesichts- und Körperpflege 61
Haarpflege 62
Haar- und Kopfhautpflege bei Kindern 63
Die Nagelpflege 64
Die Aromatherapie 65
Teebaumöl in der Aromatherapie 66

Anwendungen bei Tieren 67
Pferdepflege 67
Hunde- und Katzenpflege 70
Berichte 71

Produkte auf der Basis von Teebaumöl 75
Seifen 75
Shampoo 75
Antiseptische Salbe 75
Spülungen 76
Teebaumöl-Zahnpasta 76
Deodorant mit Teebaumöl 77
Juckreizlindernde Shampoos für Haustiere 77
Der Markt für Teebaumöl-Produkte 78

101 verschiedene Einsatzmöglichkeiten für Teebaumöl	79
Kopf	79
Gesicht	81
Zähne	82
Hals/Rachen	83
Körper	83
Beine und Füße	87
Körperpflege	88
Haushaltspflege	89
Säuglingspflege	91
Pflege von Katzen und Hunden	93
Pferde und größere Tiere	94
Aromatherapie	95
Anhang	97
Teebaumöl-Hersteller	99
Tagesdiagramm	100
Tagesdiagramm	101
Notizen	102
Notizen	103
Glossar A	105
Glossar B	109
Teebaumöl - Melaleuca alternifolia	109
Produktdaten	111
Klinische Daten	113
Index	117
Literaturvorschläge	119
Literaturangaben	119

Danksagung

Ich möchte den folgenden Personen meinen Dank aussprechen, die einen wertvollen Beitrag zu diesem Buch geleistet haben:

Christopher Dean, Leitender Direktor der Thursday Plantation in Balina, N.S.W., Australien, der den Großteil der klinischen Daten geliefert hat. Seine nachhaltigen Anstrengungen, das australische Teebaumöl den weltweiten Märkten verfügbar zu machen, sollten an dieser Stelle gebührend erwähnt werden.

Die Fotografien wurden mir von Terry und Eve O'Leary von Main Camp, Casino, N.S.W. zur Verfügung gestellt.

Ich möchte mich auch bei der N.S.W. Tourism Commission in Los Angeles, Kalifornien, bedanken. Rick Matkowski hat mir bei der Beschaffung einer genauen Landkarte der N.S.W. Region geholfen.

Jim McNicol von der Australian Trade Commission in Los Angeles, Kalifornien, hat zahllose Fragen kompetent beantwortet.

Schließlich möchte ich mich besonders herzlich bei Robert Cook bedanken, der mich vor fünf Jahren mit dem Teebaumöl bekannt gemacht hat.

Mein besonderer Dank richtet sich an Christopher Sturges Gerlach von Kali Press. Seiner unermüdlichen Unterstützung und seiner Kreativität ist die Entstehung des Australian Guide und des Erste-Hilfe-Handbuchs zu verdanken.

„Auf unserem Weg durch das Leben werden wir stets mit unerwarteten kleineren und größeren Mißgeschicken wie Prellungen, Schnittverletzungen, Stichen, Verbrennungen und so weiter fertigwerden müssen. Mit einer Flasche Teebaumöl in der Hausapotheke steht man solchen Ereignissen gelassener gegenüber, denn Teebaumöl ist eine der großen, gütigen Gaben der Natur an den Menschen und ein Mittel von ausgezeichneter, ja von überragender Wirksamkeit.“

Einführung

Meine erste Bekanntschaft mit diesem außergewöhnlichen ätherischen Öl machte ich im Frühjahr 1986. Ich besuchte das Haus eines Freundes in Dallas, Texas, und wurde in den Gemüsegarten geführt. Während sich meine Augen an den üppigen Früchten und Gemüsebeeten weideten, die mein Freund mit so viel Liebe hegte und pflegte, verspürte ich plötzlich heftige, brennende Schmerzen an meinem Bein. Ich sprang zur Seite und entdeckte zu meinem Entsetzen, daß ich auf einem Feuerameisenhaufen („fire ants", Solenopsis-Arten) gestanden hatte. Mein Freund eilte mit mir ins Haus, öffnete seinen Medikamentenschrank und brachte eine kleine Flasche zum Vorschein. Noch während er die Flasche öffnete, wandte er sich mir zu und sagte mit unverhohlenem Stolz: „Paß auf, dieses Mittel wird die Schmerzen und die Rötung sofort beseitigen. Es ist ein ganz bemerkenswertes Öl, das ich schätzenlernte, als ich auf Hawaii wohnte, es ist ein richtiges Wundermittel. Man nennt es australisches Teebaumöl."

Obwohl ich meine Studien auf dem Gebiet der Naturheilverfahren seit zwanzig Jahren betreibe, war mir ein Teebaumöl noch nie begegnet. Mein Freund wartete ungeduldig darauf, endlich mein schmerzendes Bein behandeln zu dürfen. Da ich als Gast keinen unhöflichen Eindruck erwecken wollte, gestattete ich ihm, das Teebaumöl aufzutragen. Wenn es mir nur die Schmerzen linderte, hatte ich nichts dagegen, als Versuchsobjekt zu dienen. Innerhalb einer Minute nach dem Einreiben des Öls waren die Schmerzen und die Rötung wie von Zauberhand verschwunden. Dies war meine erste Begegnung mit dem Teebaumöl, einem vielseitigen, hochwirksamen Mittel für die erste Hilfe, das weltweit immer mehr begeisterte Anwender gewinnt.

Als wildwachsender Baum kommt der australische Teebaum oder Melaleuca alternifolia nur in einer einzigen Region der Welt vor, nämlich im nordöstlichen Australien. Dieser stattliche Baum gehört der Familie der Myrtengewächse an. Das aus den Blättern gewonnene Öl entfaltet eine stark reinigende und heilungsfördernde Wirkung bei Wunden und zahlreichen Hautkrankheiten bei Mensch und Tier. Der Teebaum gehört zu den einzigartigen Pflanzen Australiens.

Es gibt zahlreiche Tierarten, die ausschließlich in Australien beheimatet und in keiner anderen Region der Welt anzutreffen sind. Hierzu gehört die Funnelwebspinne (Atrax robustus und Atrax formidabilis), eine aggressive Spinnenart, die ausschließlich in New South Wales zu finden ist, derselben Gegend, in der der Teebaum, Melaleuca alternifolia, wächst. Die Funnelwebspinne ist außerordentlich giftig, und ihr Biß kann zum raschen Tod führen. Seit 1927 sind eine Reihe von Todesfällen durch den Biß dieser Spinnenart bekanntgeworden. Ich zitiere hierzu den folgenden Bericht von Harry Bungwahl, einem Einwohner von New South Wales, vom Mai 1983:

„Vor nicht allzu langer Zeit hatte ich ein recht außergewöhnliches Erlebnis mit Teebaumöl. Ich wurde am Fuß von einer Funnelwebspinne gebissen. Es war spät in der Nacht, etwa um 1.00 Uhr. Es handelte sich um einen starken Biß, der auch sehr schmerzhaft war. Ich legte mich auf das Bett und versuchte, an eine geeignete Maßnahme gegen die außerordentlich starken Schmerzen zu denken. Mir fiel die kleine Flasche mit Teebaumöl ein, die im Badezimmer stand. Meine Frau holte die Flasche und trug das Öl auf die Bißstelle auf, was zu einer sofortigen Linderung der Schmerzen führte. Meine Frau rief das Taree Hospital an, und während sie telefonierte, habe ich weiteres Teebaumöl auf die Bißstelle aufgetragen, die bereits nach kurzer Zeit nicht mehr schmerzhaft war. Mein Sohn fuhr mich in das Taree-Krankenhaus. Am Fuß hatte ich nun keine Schmerzen mehr, verspürte jedoch ein Prickeln in den Lippen und Fingern. Die Spinne wurde als Funnelwebspinne bestimmt (männliches Exemplar). Es wurde keine weitere Behandlung durchgeführt, und man behielt mich weitere vier Stunden unter Beobachtung, bevor ich entlassen wurde. "

Ich habe dieses Buch geschrieben, um allen Personen, die auf der Suche nach wirkungsvollen, naturheilkundlichen Alternativen sind, die wunderbare Geschichte des australischen Teebaumöls zu erzählen. Ich möchte, daß Ihre Familie, Ihre Freunde, Ihre Haustiere die heilende Wirkung des Teebaumöls kennenlernen, so daß es künftig in keiner Hausapotheke fehlen wird. Glauben Sie mir, wenn Sie es einmal probiert haben, werden Sie sich fragen, wie Sie früher darauf verzichten konnten. Beginnen wir also nun mit der erstaunlichen Geschichte des australischen Teebaumöls, das aus den Blättern des Melaleuca alternifolia gewonnen wird.

Diese Teebaumöl-Hausapotheke ist für alle gedacht, die sich für Teebaumöl interessieren. Sie gibt detaillierten Aufschluß über die meisten bekannten Indikationen und deren empfohlene Anwendungsmodi. Es werden 101 verschiedene Einsatzmöglichkeiten von Teebaumöl aufgezeigt – jedoch werden laufend neue Verwendungsarten entdeckt. Wir freuen uns, wenn Sie uns Ihre Erfahrungen im Umgang mit Teebaumöl mitteilen. Der Überprüfung der gesammelten Daten wurde im Hinblick auf Richtigkeit und Vollständigkeit größte Aufmerksamkeit gewidmet, die angegebenen Beispiele weisen jedoch nur auf eine empfohlene Anwendungsweise hin. Das Handbuch beschreibt sämtliche Anwendungsgebiete und deren Behandlung in einer Reihenfolge, in der die einzelnen Körperteile von Kopf bis zu den Füßen aufgeführt werden. Bereiche wie Säuglingspflege, Aromatherapie, Körperpflege, Haushalts- beziehungsweise Tierpflege werden in gesonderten Kapiteln behandelt. Im Anhang finden Sie Formularblätter, in die Sie Ihre persönlichen Beobachtungen und Fortschritte bei der Behandlung von Hautproblemen aufzeichnen können, sowie Platz für persönliche Notizen.

Teebaumöl-Produkte werden über Naturkostgeschäfte, Reformhäuser und von einer Reihe von Firmen vertrieben. Bitte beachten Sie, daß die besten Ergebnisse mit hochwertigem Melaleuca alternifolia erzielt werden.

Wir wünschen Ihnen viel Freude mit diesem Handbuch. Es ist

als treuer Ratgeber für Situationen gedacht, in denen die Verwendung eines wirksamen Hausmittels angebracht ist. Die Autorin schreibt hiermit keine therapeutischen Richtlinien im medizinischen Sinne vor. Jeder einzelne ist angehalten, bei schwerwiegenderen Problemen oder anhaltender Symptomatik einen Arzt aufzusuchen.

Cynthia B. Olsen

Aus dem Land der Wunder

Vor etwa sechzig Millionen Jahren, als die Kontinente der Erde noch wanderten und ihre Form veränderten, hat sich eine gewaltige Landmasse von mehr als drei Millionen Quadratmeilen langsam vom asiatischen Festland abgelöst und damit die größte Insel der Welt gebildet, die wir heute Australien nennen.

Die holländischen Seefahrer des siebzehnten Jahrhunderts erfanden viele Namen wie „das glückliche Land", „der stille Kontinent", „das letzte Land der Länder", „Neu-Australien" und „Neu-Holland", um diese Insel der Widersprüche zu beschreiben. Man hat von diesem Land auch gesagt, seine Lage sei „verkehrt herum", da – im Gegensatz zu den Vereinigten Staaten oder Europa – das südliche Australien der Antarktis zugewandt ist und ein relativ kühles Klima aufweist. Dagegen herrscht ein warmes und auch tropisches Klima in den nördlichen, äquatornahen Regionen. Hier finden wir eine große Vielfalt an Lebensgemeinschaften und unterschiedlichen Landschaften, angefangen mit Gebirgen bis zu weiten Ebenen, riesigen Wüstengebieten und friedlichen Lagunen, üppigen Regenwäldern und dem größten Riff der Welt, dem Great Barrier Reef.

Unter den seltenen und ungewöhnlichen Bäumen der australischen Nordostküste, des sumpfigen Flachlands von New South Wales, nimmt Melaleuca alternifolia, „Teebaum" genannt, eine unbestrittene Sonderstellung ein.

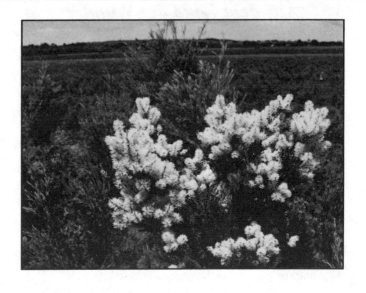

Die Geschichte des australischen Teebaumöls

Captain Cook entdeckt den außergewöhnlichen Teebaum

„ ... zunächst haben wir es (das Bier) aus einer Abkochung von Tannennadelsprossen hergestellt, doch war dieses Bier zu stark adstringierend, so daß wir es mit der gleichen Menge aus dem Teebaum (der Name stammt von der Verwendung als Tee während meiner letzten Reise, was wir übrigens beibehalten haben) vermischt haben. Dadurch wurde die zusammenziehende Wirkung der ersten Abkochung gemildert, und das nun sehr schmackhafte Bier wurde von allen an Bord geschätzt."

Cooks Bericht von seiner zweiten Reise,
„Die Reise zum Südpol" (Bd. 1, S. 99, 1977)

Man schrieb das Jahr 1770, als Captain James Cook, der zu jener Zeit noch den Rang eines Leutnants bekleidete, von der H.M.S. Endeavor in Botany Bay in der Nähe der später gegründeten Stadt Sydney an Land ging. Von dieser Stelle aus machte sich die Gruppe auf den Weg in die nordöstlichen Küstenregionen, das heutige New South Wales (N.S.W.). Dort entdeckte sie Baumbestände mit klebrigen, aromatischen Blättern, deren Abkochung einen würzigen Tee ergab. Der Botaniker jener Expedition, Sir

Joseph Banks, brachte für weitere Untersuchungen Proben dieser Blätter mit nach England zurück. Diese ersten Forscher konnten kaum ahnen, daß Captain Cooks „Teebäume" (Melaleuca alternifolia) ganze 150 Jahre später einen hohen Rang als geschätztes, vielseitiges Heilmittel bei Schnittwunden, Verbrennungen, Stichen, Bissen und einer Vielzahl von Hautkrankheiten einnehmen würden.

Die Penfold-Studie

Im Jahr 1923 führte Dr. A. R. Penfold, ein australischer Museumsdirektor und Chemiker am Government Museum of Technology and Applied Sciences in Sydney, eine Studie mit den Blättern des „Teebaums" durch. Dabei machte er die Entdeckung, daß die ätherischen Öle der Teebaumblätter gegenüber der Karbolsäure, die in den ersten Jahrzehnten nach der Jahrhundertwende als allgemeingültiger Standard und Referenzwert galt, eine dreizehnmal stärkere antiseptische bakterizide Wirkung entfalteten. Im Jahr 1925 verkündete Penfold die Ergebnisse seiner Arbeit vor der Royal Society von New South Wales und England.

„Melaleuca alternifolia ist ein recht häufig anzutreffender Baum, der weite Gebiete in der nördlichen Küstenregion von New South Wales bedeckt. Der Baum liefert ein 1,8%iges Öl von einer blaß-zitronengelben Tönung und einem angenehmen, terpenischen, myristischen Geruch. Die Ölgewinnung wird in gewerblichem Umfang betrieben. Das Öl wird ganz besonders als vollkommen unbedenkliches, reizfreies Antiseptikum und Desinfektionsmittel von außerordentlicher Stärke empfohlen, wobei der Rideal-Walker-Koeffizient 11 beträgt. Das Öl hat einen 50- bis 60%igen Gehalt an Terpenen (Pinen, Terpinen und Cymen) und enthält zwischen 6 und 8 % Cineol (was dem Öl seinen kampferartigen Geruch verleiht) sowie ein Alkohol-Terpineol, was die angenehme, muskatähnliche Note beisteuert, neben kleineren Mengen von Sesquiterpenen und ihren entsprechenden Alkoholverbindungen ... Dank seiner wertvollen antiseptischen Eigenschaften und der würzigen Geschmacksnote dürfte sich das Öl bei der Herstellung von Zahnputzmitteln, Zahn- und Mundwasser als nützlich erweisen."

Anwendungen vor dem Zweiten Weltkrieg

Es folgten weitere Forschungsarbeiten, und im Jahr 1930 konnten die Herausgeber des *Medical Journal of Australia* darüber berichten, daß die Anwendung von Teebaumöl bei eitrigen Infektionen der Haut zur Auflösung des Eiters führte und die Oberfläche von infizierten Wunden vollständig reinigte, ohne das gesunde Gewebe in irgendeiner Weise zu reizen. In demselben Artikel wurden die ausgezeichneten Erfolge bei der Behandlung von infizierten, eitrigen Nagelbetten mit Teebaumöl angeführt, wobei die Abheilung in der Regel innerhalb einer Woche zu verzeichnen war. Die wohltuende Wirkung einiger Tropfen Öl in einem Becher warmen Wassers zum Gurgeln bei Halsschmerzen wurde ebenfalls lobend erwähnt. Bereits 1933 kamen eine Reihe von renommierten medizinischen Fachzeitschriften wie die *Australian Journal of Pharmacy, The Journal of the National Medical Association* (U.S.A.) und das *British Medical Journal* zu dem Schluß, daß „es sich bei dem Öl um ein stark wirksames Desinfektionsmittel handelt, das unbedenklich und ohne Reizwirkungen bei einer außerordentlich großen Bandbreite von septischen Zuständen mit Erfolg angewandt wird." Den Forschungsarbeiten zufolge wurde Teebaumöl weltweit erfolgreich bei Krankheiten des Halses und der Mundhöhle, bei Frauenkrankheiten sowie in der Zahnheilkunde bei Pyorrhoe (Zahnfleischeiterung) und Gingivitis (Zahnfleischentzündung) verwendet. Außerordentliche Wirksamkeit wurde bei der Behandlung einer Reihe von pilzbedingten Hautkrankheiten wie durch Candida-Arten hervorgerufene Pilzerkrankungen, Tinea und Paronychie festgestellt. Bereits in der Zeit vor dem Zweiten Weltkrieg wurde die Wirkung dieses einzigartigen Öls wissenschaftlich untermauert. Im Jahr 1936 berichtete *The Medical Journal of Australia* von einem erfolgreichen Einsatz des Teebaumöls bei diabetischem Gangrän. Im selben Jahr veröffentlichte *Poultry*, eine Fachzeitschrift für Geflügelhaltung, einen Bericht über eine vorbeugende Wirkung gegen Kannibalismus in der Geflügelhaltung. Das damals als Ti-Trol bekannte Teebaumöl wurde Hühnern aufgetragen, und der Geruch hielt die Tiere offensichtlich von gegenseitigen Angriffen ab. Ein Jahr später wurde die wichtige Erkenntnis gewonnen, daß die antiseptischen Eigenschaften des Öls in der Gegenwart von Blut, Eiter und anderem pathologischen Material um 10 bis 12 % steigen.

Anwendungen während des Zweiten Weltkriegs

Die hohe Wertschätzung des Teebaumöls während des Zweiten Weltkriegs läßt sich daran bemessen, daß die mit der Ernte und Herstellung des Teebaumöls befaßten Männer solange vom Militärdienst befreit blieben, bis ausreichende Reserven geschaffen worden waren, um alle in den Tropen stationierten Armee- und Marineeinheiten mit dem Öl als Bestandteil der Erste-Hilfe-Ausrüstung zu versorgen. Große Mengen des Öls von Melaleuca alternifolia wurden Metallbearbeitungsölen beigemischt, um Bakterien zu vernichten und Infektionen von Hautverletzungen vorzubeugen, besonders jenen häufigen Schürfwunden, die durch Metallspäne und Splitter verursacht werden. Schließlich überstieg die Nachfrage die Produktionskapazitäten, was zur Entwicklung von synthetischen Ersatzmitteln führte.

Nun traten synthetische Arzneimittel, die aus der damaligen Perspektive als wahre Wundermittel erschienen, ihren weltweiten Siegeszug an. Das Teebaumöl geriet dabei zunehmend in Vergessenheit. Der Anbruch der Sechzigerjahre und das Aufkommen der „Flower-Power"-Bewegung markierten jedoch einen Bewußtseinswandel in den westlichen Industrienationen. Synthetische und nebenwirkungsbehaftete Medikamente wurden mit immer kritischeren Augen betrachtet, während natürliche Heilverfahren eine wahre Renaissance erlebten. In den Siebzigerjahren wurde auch das Teebaumöl endlich wiederentdeckt.

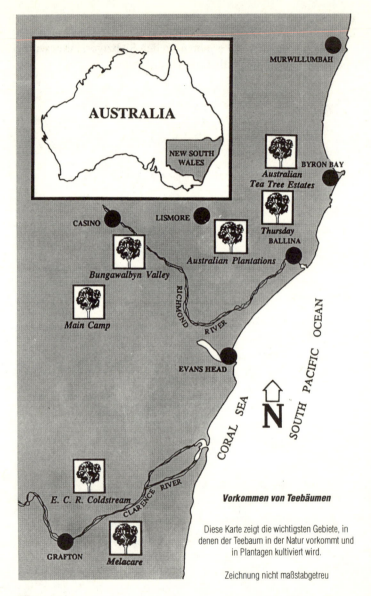

Die Ernte und die Ölgewinnung

Die Zusammensetzung des Teebaumöls

Das aus Melaleuca alternifolia (MA) gewonnene Öl setzt sich aus 48 einzigartigen organischen Verbindungen zusammen. Einige dieser Verbindungen wurden bislang nur im Teebaum festgestellt, so daß neue Namen geschaffen werden mußten. Eine dieser einzigartigen Verbindungen trägt den Namen Viridfloren. Allem Anschein nach ist die synergetische Wirkung aller 48 Verbindungen für die außerordentlich antiseptischen und fungiziden Wirkungen dieses ätherischen Öls verantwortlich. Die Farbe des Öls reicht von farblos bis zu einem blassen Gelb. Das würzige Aroma erinnert an Eukalyptus. Das Öl der im Busch wachsenden Bäume ist meist von kräftigerem Geruch als das Öl, das die in Plantagen gepflanzten Bäume liefern.

Cineol und Terpinen-4-ol sind zwei wichtige chemische Verbindungen, deren Gehalt bei der Ölherstellung stets überprüft wird. Nach den in Australien gültigen Arzneimittelbestimmungen muß ein bestimmter Gehalt gewährleistet sein (diese Bestimmungen werden am Ende dieses Kapitels angeführt). Bei einem Cineolgehalt von über 15 % werden ätzende, brennende Wirkungen auf der Haut verzeichnet. Ein Cineolgehalt von 5 % oder darunter sollte die Norm sein. Der Gehalt an Terpinen-4-ol sollte bei 30 % liegen oder auch darüber. Da diese Verbindung für die Heilwirkungen von ausschlaggebender Bedeutung ist, kann der Anteil gar nicht hoch genug sein.

Obwohl der Teebaum seit 1923 erforscht worden ist, gibt es sicherlich noch viel zu entdecken. Diese Bäume wachsen in einer besonderen Region von New South Wales. Untersuchungen haben jedoch ergeben, daß das Öl Abweichungen von einer Charge zur anderen sowie von einem Baum zum anderen aufweisen kann. Sogar das altbewährte Dampfdestillationsverfahren kann einen Einfluß ausüben und die Beschaffenheit der Verbindungen verändern.

Man könnte meinen, daß die Teebäume stets als eine kostbare Gabe der Natur gegolten haben. Dies ist jedoch keineswegs der Fall. Die australischen Landwirte, die das Land für die Viehzucht gerodet haben, betrachteten die Bäume mit ihrem hartnäckigen, tiefen Wurzelgeflecht als wahre Plage. Einen Teebaum vollständig zu entwurzeln ist keine leichte Arbeit, und wenn Wurzelreste im Erdreich verbleiben, sprießen bald kleine Bäumchen nach.

Das Buschöl

Das sumpfige Tiefland, das die Clarence- und Richmond-River-Flußsysteme umgibt, ist die natürliche Heimat des Teebaums und beherbergt große, alte Bestände (siehe Karte auf S. 22). Es gibt zwar über dreihundert Arten von Melaleuca, jedoch nur eine einzige Art, Melaleuca alternifolia, die starke antiseptische und fungizide Wirkungen entfaltet.

Zum gegenwärtigen Zeitpunkt sind die einzigen wildwachsenden Melaleuca-Bestände in der nördlichen Region von New South Wales anzutreffen. Die Beschaffenheit des Öls schwankt von Baum zu Baum. Die Bäume aus den Clarence-Richmond Flußgebieten haben in der Regel einen höheren Gehalt an Terpinenol und einen geringeren Anteil an Cineol, was eine ideale Kombination für Heilzwecke darstellt.

Seit vielen Jahren begibt sich eine Anzahl von kleinen Ölerzeugern mit erfahrenen Arbeitskräften in dieses Gebiet, um die Blätter der wildwachsenden Bäume zu ernten. Melaleuca alternifolia –

ein Baum von bis zu sieben Meter Höhe, mit schmalen Blättern und einer papierartigen Rinde – gedeiht am besten in abgelegenen Feuchtgebieten, die immer wieder überschwemmt werden, ein Umstand, der die Ernte ganz erheblich erschwert. Die Arbeiter verwenden leichte, rasierklingenscharfe Macheten, mit denen die Nebentriebe am Stamm und den Astansätzen zunächst entfernt werden, bevor die Blätter mit einem besonderen Messer geschnitten werden. In diesem Gelände, in dem allradgetriebene Fahrzeuge häufig im Schlamm versinken, haben mechanisierte Ernteverfahren keine Chance.

Trotz dieser schwierigen Bedingungen sind die Erntearbeiter erstaunlich flink und erzielen mit einem einfachen Verfahren tägliche Ernten von bis zu einer Tonne Blätter. Hierbei werden die Äste mit einer Hand nach hinten gebogen, während die Blätter mit dem Messer in der anderen Hand geschnitten werden. Dieses Ernteverfahren schädigt weder die Bäume noch das Ökosystem, in dem sie gedeihen. In der Tat scheint das regelmäßige Schneiden der Bäume einen wachstumsfördernden Einfluß auszuüben. Einige Bäume am Wasserlauf des Bungawalbyn Creek wurden bereits seit über sechzig Jahren abgeerntet und haben einen vollen, kräftigen Wuchs. Erfahrene Erntearbeiter erzielen bis zu einer Tonne Blätter am Tag, was wiederum zehn Liter Öl ergibt. Nach einem erneuten Schneidevorgang gelangen die Blätter zur Dampfdestillieranlage, die auch als „Busch-Destillieranlage" bezeichnet wird. Die erforderliche Wärme wird durch ein Holzfeuer erzeugt. Die Blätter befinden sich auf Gestellen innerhalb der Dampfkammer. Wenn das kochende Wasser eine bestimmte Temperatur erreicht, dringt der Dampf in die Blätter ein, das ätherische Öl wird freigesetzt und gelangt in einen Sammelbehälter. Im Tank steigt das Öl nach oben, wird filtriert und anschließend für den Versand in Behälter abgefüllt.

Die Plantagen

Der Großteil der Ölproduktion stammt aus natürlichen, wildwachsenden Beständen. Die Gewinnung des „Buschöls" gestaltet sich jedoch nicht ganz problemlos. Von der arbeitsintensiven Ernte an den abgelegenen Bäumen abgesehen, sind die Produktionskapazitäten begrenzt und zusätzlich durch widrige Witterungseinflüsse gefährdet.

Mit dem zunehmenden Interesse an Teebaumöl haben die Anbauer und Hersteller mit einer Vorausplanung begonnen, um den weltweiten Bedarf decken zu können. Im Zuge dieser Entwicklung wurden die ersten Teebaum-Plantagen Mitte der Achtzigerjahre angelegt. In der Zwischenzeit entstehen neue Plantagen in der gesamten New South Wales Region. Obwohl die Betriebskosten insgesamt hoch sind, setzt man auf effiziente Bewirtschaftungssysteme, um die Herstellungskosten zu senken. Das Öl wird während des australischen Sommers in der Zeit von Dezember bis Mai gewonnen. Während der heißen Sommermonate wachsen die Bäume sehr schnell, im Winter dagegen langsam. Bei Frost setzt das Wachstum aus.

Da der wildwachsende Teebaum eine bestimmte Menge Niederschläge benötigt, werden die Plantagen mit Bewässerungssystemen angelegt. Teebäume vertragen Überschwemmungen. Bäume, die länger als eine Woche vollständig unter Wasser stehen, können jedoch absterben.

Teebaum-Plantagen entwickeln sich besonders gut auf sandigen Lehmböden oder anderen leichten Böden. Tallagen mit guter Bewässerung sind vorzuziehen. Da die Äste durch Windeinwirkung trocknen, sind geschützte Lagen sinnvoll.

Die Vermehrung

Da die Teebaumsamen außerordentlich klein sind, wird die Aufzucht von Sämlingen in flachen Behältern bevorzugt. Die Auswahl von Samen besonders hochwertiger, gesunder Bäume hat einen positiven Einfluß auf die spätere Qualität des Plantagen-öls. Die Samen können das ganze Jahr über gesammelt werden, wobei ihre Reifung 12 bis 18 Monate dauert. Während der Sommermonate beträgt die Keimzeit 7 bis 10 Tage. Wenn die Sämlinge eine Höhe von 10 bis 15 cm erreicht haben, werden sie ins Freiland gepflanzt. Auf einen Hektar können zwischen 30 000 und 40 000 Pflanzen gesetzt werden, was einem Ernteertrag von 150 bis 200 kg pro Hektar entspricht.

Auf manchen Plantagen erfordert der Nahrungskreislauf eine Düngung der Bäume, wobei Unkrautbefall, Schädlinge und Krankheiten ebenfalls zu beobachten sind.

Die Ölerzeugung

In den Achtzigerjahren lag die Jahresproduktion von Teebaum-öl zwischen 15 und 20 Tonnen. Durch die wachsende Anzahl von Plantagen ist die Produktion inzwischen auf 60 Tonnen angestiegen. Schätzungen zufolge könnte diese Menge binnen weniger Jahre auf 700 Tonnen ansteigen. Die Auslandsnachfrage nach großen Ölmengen ist im Zunehmen begriffen.

Ein Dachverband namens Australian Tea Tree Industry Association (A.T.T.I.A.) wurde ins Leben gerufen, um entsprechende Richtlinien für die Industrie einzuführen. Die Mitgliedschaft des Verbands setzt sich aus Plantagenbesitzern, Einkäufern und Exporteuren zusammen.

In Anbetracht des steigenden Interesses an der Nutzung und Weiterverarbeitung des Teebaumöls könnte diese Industrie innerhalb der nächsten zehn Jahre ein Geschäftsvolumen von 20 bis 25 Millionen Dollar erreichen. Nachfrage- und Produktions-schwankungen werden wahrscheinlich auf den jeweiligen Öl-preis durchschlagen.

Aufgrund der steigenden Beliebtheit und Nachfrage nach Melaleuca alternifolia auf den Weltmärkten ist die Versuchung groß (und nach gültigen Arzneimittelbestimmungen auch erlaubt), das von Melaleuca alternifolia gewonnene Öl mit anderen Ölen zu verdünnen und Teebaumöle zu verwenden, die nicht aus Melaleuca alternifolia stammen. Über die Wirksamkeit von gemischten Ölen liegen derzeit noch keine klinischen Ergebnisse vor. Da die im Teebaum vorliegenden Verbindungen von so einzigartiger Natur sind, könnten Mischungen mit anderen Teebaumarten (über 300 bekannte Varietäten) oder mit anderen Ölsorten das Gleichgewicht und die Wirkung des Melaleuca-alternifolia-Öls beeinträchtigen. Weitere Untersuchungen und Studien wären zur Klärung dieser Fragen erforderlich. Wir empfehlen ausschließlich die Verwendung des echten, aus Melaleuca alternifolia gewonnenen Öls.

Daher ist es auch wichtig, daß Anbieter und Verbraucher sich darauf verlassen können, daß das von ihnen verkaufte oder angewandte Teebaumöl den Australischen Prüfvorschriften entspricht, wodurch die antiseptische Wirkung gewährleistet wird. Die gültigen australischen Richtlinien und Prüfvorschriften werden im nachfolgenden Kasten umrissen:

Australische Prüfvorschriften für Teebaumöl

Das sogenannte australische Teebaumöl ist im British Pharmaceutical Code von 1949, in der Martindale Liste von zugelassenen, australischen Namensbezeichnungen sowie in der U.K. Medicine List und im Dispensary der Vereinigten Staaten aufgeführt. Die gegenwärtigen australischen Prüfvorschriften - AS 2783-1985 - haben die frühere Fassung (AS 175-1967) abgelöst. Die derzeit gültigen Vorschriften gestatten eine Mischung mit anderen Teebaumölen, wobei ein Terpinen-4-ol-Gehalt von 30 % und ein Cineol-Gehalt von 15 % vorgeschrieben werden.

Die früheren Vorschriften bezogen sich explizit auf Melaleuca alternifolia und bezeichnen diese Art unzweideutig als Lieferant des Öls für den therapeutischen Einsatz.

Die ausschließliche Verwendung von Melaleuca alternifolia wird gegenwärtig von der Australian Tea Tree Industry Association (A.T.T.I.A.) als unabdingbare Voraussetzung erachtet.

Die medizinische Forschung

Die Pena-Studie: Hefepilzinfektionen

In den späten Fünfziger- und frühen Sechzigerjahren hat Dr. Eduardo F. Pena die Wirkung von Melaleuca alternifolia gegen Trichomoniasis vaginalis (durch Trichomonaden verursachte Scheidenentzündung) und Candida albicans untersucht. Mit dieser Studie sollten auch mögliche Reiz- oder Nebenwirkungen erforscht und die geeignete Ölkonzentration für eine optimale Verträglichkeit und Wirksamkeit ermittelt werden. Das hierbei eingesetzte Präparat bestand aus einer emulgierten, 40%igen Lösung des australischen Melaleuca-alternifolia-Öls mit einem 13%igen Isopropylalkoholgehalt. Dank dieser besonderen Emulsion ist die Wasserlöslichkeit in allen Konzentrationen garantiert, wobei die Verdünnungen als milchige Flüssigkeit erscheinen.

Die Studie umfaßte 130 Teilnehmerinnen mit vier verschiedenen Formen von Scheideninfektionen, darunter 96 Fälle von Trichomoniasis vaginalis. Die übrigen Frauen litten an Candidamycosis und Zervizitis (Entzündung der Schleimhaut des Gebärmutterhalses). Eine Kontrollgruppe mit 50 Frauen wurde mit herkömmlichen Scheidenzäpfchen gegen Trichomonaden behandelt. Bei allen 130 Personen konnten Erfolge verbucht werden, wobei die mit Teebaumöl erzielten therapeutischen Ergebnisse den Resultaten der Kontrollgruppe durchaus ebenbürtig waren. In 96 Fällen von Trichomoniasis vaginalis führte die Anwendung eines mit einer 1%igen Melaleuca-alternifolia-Lösung getränkten Tampons zur klinischen Heilung. Die eingesetzten Tampons wurden nach 24 Stunden entfernt. Tägliche Scheidenspülungen mit einer 1%igen Lösung in einem Liter Wasser wurden ebenfalls empfohlen. Im Durchschnitt kamen die Patientinnen sechsmal zur Behandlung in die Praxis und führten 42 Scheidenspülungen durch. Der angenehme, an Tannennadeln erinnernde Geruch und die lindernde, kühlende Wirkung wurden als sehr angenehm empfunden. Auffallend war ebenfalls die Tatsache, daß keinerlei Reizwirkungen aufgetreten waren. **Diese klinische Studie belegt die gründliche keim- und pilztötende Wirkung des Teebaumöls, das darüber hinaus die Eigenschaft besitzt, Eiter und Gewebstrümmer aufzulösen.**

Studie über Fußkrankheiten

(von Dr. M. Walker, April 1972)

Die von Dr. M. Walker durchgeführte Studie befaßte sich mit verschiedenen Fußkrankheiten wie Fußflechte, Fußpilzerkrankungen, Hühneraugen unter den Zehennägeln und Verhornungen. Dabei wurden drei verschiedene Rezepturen mit Teebaumöl angewandt. Neben dem reinen Öl fand ein Präparat mit dem Namen Melasol mit einem 40%igen Ölgehalt und einem 13%igen Isopropylalkoholanteil Anwendung, das die Wasserlöslichkeit des Öls gewährleistet. Bei der dritten Rezeptur handelte es sich um eine Salbe mit Lanolin, Chlorophyll und einem 8%igen Ölgehalt. Die Studie umfaßte 60 Teilnehmer, von denen 40 Melasol erhielten, 20 die Salbe und 8 Personen das reine Öl verwendeten. Die jeweilige Behandlungsdauer schwankte zwischen drei Wochen und vier Jahren. Bei einer Beobachtungsdauer von sechs Jahren gaben aus der Gesamtzahl von 68 Patienten 58 eine wesentliche Besserung oder sogar eine Heilung ihrer Beschwerden an. Bei der Fußflechte und den Fußpilzerkrankungen wurden mindestens vier verschiedene Pilzerreger nachgewiesen, die alle auf den Einsatz von Teebaumöl angesprochen haben.

Studie über Candidamycosis

(Erste Studie von Dr. P. Belaiche, September 1985)

Dr. Paul Belaiche, Leiter der Abteilung für Phytotherapie an der Medizinischen Fakultät der Universität von Paris, hat bereits an einigen Studien mit Teebaumöl mitgewirkt. Eine davon befaßte sich mit Candidamycosis, eine durch Candida albicans verursachte Infektion der Scheide. Normalerweise kommen diese Sproßpilze in kleinen Mengen in der Scheide vor, wobei ihr Wachstum durch andere physiologische Bakterien gehemmt wird. Durch wiederholte oder anhaltende Antibiotikabehandlungen kann das physiologische Milieu empfindlich gestört werden, so daß es zu einer pathologischen Vermehrung von Candida albicans kommt. Zeichen einer Infektion sind Juckreiz, Weißfluß und Schmerzen. An der Studie nahmen 28 Frauen teil, die jeden Abend einen mit Teebaumöl getränkten Tampon in die Scheide einführten. Nach einer Woche Behandlungsdauer mußte eine der Frauen die Behandlung wegen Brennen in der Scheide absetzen. Nach 30 Tagen wurden alle Teilnehmerinnen untersucht. Aus der Gruppe von 28 Personen konnten 21 als vollständig geheilt entlassen werden. Die verbleibenden 7 Patientinnen konnten nach klinischer Definition als geheilt gelten, waren jedoch im Sinne der biologischen Medizin noch nicht vollständig wiederhergestellt. Nach Aussage von Dr. Belaiche ist Teebaumöl nicht nur von außerordentlicher Wirksamkeit, sondern auch von wesentlich besserer Verträglichkeit als andere ätherische Öle, besonders in Hinsicht auf die Anwendung an den Schleimhäuten der Scheide. **Das ätherische Melaleuca-Öl muß nun zu der Gruppe der wichtigsten ätherischen Öle gezählt werden und nimmt in der Phyto- und Aromatherapie als erstklassiges antiseptisches und pilztötendes Mittel einen hohen Rang ein.**

Studie über Chronische Zystitis

(Zweite Studie von Dr. P. Belaiche)

Bei dieser Studie wurden 26 Frauen mit einem Durchschnittsalter von 39 Jahren über einen Zeitraum von drei Monaten behandelt. Die an chronischer Blasenentzündung leidenden Personen erhielten täglich eine Kapsel Teebaumöl. Im Rahmen einer Doppelblindstudie wurden zwei Gruppen von jeweils 13 Patienten gebildet. Der Gruppe A wurden 24 mg Melaleuca alternifolia täglich in Form von drei Gaben von jeweils 8 mg vor den Hauptmahlzeiten verabreicht. Die B-Gruppe erhielt ein Plazebo. Nach sechsmonatiger Behandlungsdauer zeigten die Personen in der B-Gruppe keine Besserung, während sieben von dreizehn Patientinnen der A-Gruppe geheilt werden konnten.

Neben den obigen Resultaten konnte die Wirkung des Teebaumöls gegen Staphylokokken, Streptokokken und Candida albicans belegt werden. Des weiteren konnte eine gute Wirksamkeit bei anderen Hautkrankheiten wie Akne und Impetigo (Eiterflechte) nachgewiesen werden. Die eindrucksvollsten Ergebnisse wurden bei pilzbedingten Nagelbettinfektionen erzielt. Bei zwei Anwendungen täglich und einer Behandlungsdauer von ein bis drei Monaten wurden acht von elf Patienten vollständig geheilt.

Akne-Studie

(Studie der Lederle Laboratorien und des Royal Prince Alfred Hospital (Herbst 1990)

Ein Vergleich zwischen Benzoylperoxid und Teebaumöl

Im Rahmen dieser im Herbst 1990 abgeschlossenen Studie wurde die Wirkung eines auf Benzoylperoxid-Wasser gestützten Präparates mit einem Teebaumöl-Gel (5%iger Ölanteil) verglichen. Fünf der insgesamt 124 Teilnehmer konnten die Studie jedoch nicht beenden, da eine Antibiotika-Behandlung anderer Krankheiten zwischenzeitlich erforderlich wurde. Die Benzoylperoxid-Gruppe umfaßte 61 Personen, die Teebaumöl-Gruppe 58 Teilnehmer. Zwei Wochen vor Studienbeginn wurden alle äußerlichen Aknemittel abgesetzt.

Aufgrund der Farb- und Geruchsunterschiede zwischen den beiden Aknemitteln wurde die dreimonatige Studie insgesamt als Blindversuch ausgelegt, so daß weder die Patienten noch die beteiligten Ärzte nähere Kenntnisse der verwendeten Mittel hatten.

Das 5%ige Teebaumöl-Gel erwies sich als wirksames Aknemittel zur äußeren Anwendung, blieb jedoch aufgrund der langsamer einsetzenden Wirkung hinter dem Benzoylpräparat zurück. Der Grund für diesen Unterschied ist wahrscheinlich in den bekannten keratolytischen Eigenschaften (Ablösung der Hornschicht der Haut) des Benzoylperoxids zu suchen, die dem Teebaumöl vermutlich nicht zu eigen sind.

Obwohl das Teebaumölpräparat eine langsamere Wirkung zeigte, klagten nach einem Monat nur 44 % der Patienten dieser Gruppe gegenüber 79 % der Personen der Benzoylgruppe über Trockenheit der Haut. Das Teebaumöl zeigte eine bessere Hautverträglichkeit.

Da es sich beim Teebaumpräparat um eine nur 5%ige Lösung handelte, wird die Durchführung einer neuen Studie mit einer erhöhten Konzentration in Erwägung gezogen. In der Vergangenheit haben zahlreiche Personen von einer erfolgreichen Aknebehandlung mit dem reinen, 100%igen Teebaumöl berichtet.

Diese Aknestudie war der erste Vergleich zwischen Teebaumöl und einem herkömmlichen pharmazeutischen Präparat im Rahmen einer klinisch überwachten Studie. Interessant in diesem Zusammenhang ist ebenfalls das Engagement eines großen internationalen Pharmaunternehmens.

Eine weitere Studie mit Teebaumöl

In einer jüngsten Studie aus dem Jahr 1991 wurde die Anwendung von Teebaumöl im Rahmen einer Praxis für Allgemeinmedizin untersucht. Fünfzig Patienten mit verschiedenen Hautkrankheiten wurden nach dem Zufallsprinzip ausgewählt. Zweck der Studie war die Untersuchung und Bestätigung der Wirksamkeit und Unbedenklichkeit des qualitativ hochwertigen Teebaumöls. Das Öl wurde in verschiedenen Formen eingesetzt, zum einen als reines Öl (100 %), als Tabletten (Pastillen) mit einem Ölanteil von 1 % und den gemahlenen Blättern sowie als Salbe (5 %). Alle Produkte wurden von der Thursday Plantation in Ballina, N.S.W. Australien, zur Verfügung gestellt. Dieser Betrieb hat eine führende Rolle bei der Wiederbelebung der Teebaumindustrie gespielt.

Die fünfzig Personen umfassende Versuchsgruppe setzte sich aus 18 Männern, 30 Frauen und 2 Kindern im Alter von 4 bis 93 Jahren zusammen. Je nach Schwere des Falls betrug die Behandlungsdauer zwischen einer und vier Wochen. Ein Patient brach die Studie ab, während ein zweiter Teilnehmer aufgrund einer leichten erythematösen Empfindlichkeitsreaktion der Haut auf das 100%ige Öl zum Aufgeben gezwungen wurde. Es wurden keinerlei weitere Nebenwirkungen beobachtet.

Die Ergebnisse der Teebaumölanwendung waren bemerkenswert. Mit Ausnahme eines einzigen Teilnehmers wurden alle Patienten als geheilt oder signifikant gebessert entlassen. Bei einem Aknefall, der nicht auf das Öl angesprochen hat, nahm der Juckreiz ab.

Dr. Alvin Shemash und Dr. William Mayo sind der Ansicht, daß weitere Studien bei folgenden Indikationen angebracht wären: Fußflechte, Fußpilzerkrankungen, Tinea versicolor (Kleienflechte), Seborrhoe (übermäßige Talgdrüsensekretion), Dermatosis, Psoriasis, Hämorrhoiden, Candidabefall der Scheide, Windpocken und Herpes Zoster.

Die Ärzte kamen zu dem Schluß, daß die Anwendung von Teebaumöl eine natürliche, kostengünstige, wirksame und nebenwirkungsarme Alternative zur herkömmlichen medikamentösen Behandlung darstellt.

Übersicht der behandelten Krankheiten:

Krankheit/Symptome	Anzahl Patienten	Präparat
Leichte Akne; Gesicht und Rücken	8	Salbe
Candidabefall; Mund/Hals	13	Pastillen
Candidabefall der Haut	6	Salbe
Unspezifische Dermatitis, Ekzeme	4	Öl/Salbe
Infizierte Pusteln	1	Öl
Mundaphthen	3	Öl
Herpes simplex – Gesicht und Lippen	6	Öl
Pilzbefall der Fingernägel, Tinea cruris (Trichophytie der Unterschenkel), Fußflechte, Bartflechte	7	Öl/Salbe
Gesamtzahl	48	

Teebaumöl bei bakterieller Vaginosis und durch Candidabefall verursachter Entzündung der Vulva und Scheide

Eine Patientin mit der Diagnose *Bakterielle Vaginosis* lehnte die Einnahme eines Medikaments ab (Metronidazole) und verwendete statt dessen Pessare mit einem Teebaumölgehalt von 200 mg. Diese Behandlung wurde fünf Tage lang durchgeführt. Bei der Nachfolgeuntersuchung einen Monat später konnte die vollständige Heilung bestätigt werden. Nach Dr. Blackwell könnte sich die Behandlung mit Teebaumöl als eine wirkungsvolle und nebenwirkungsfreie Alternative zur herkömmlichen Antibiotikabehandlung erweisen *(Lancet, 8. Dezember, 1989)*.

Dr. Donald Brown hat Patientinnen mit der Diagnose *Entzündung der Vulva und Scheide (Candidabefall)* behandelt, indem Pessare mit Teebaumöl jeden zweiten Tag und insgesamt sechsmal angewandt werden. Die Behandlung kann nach Bedarf auf zwölf Anwendungen ausgedehnt werden. In der Regel handelt es sich dabei um Personen, die auf Nystatin-Pessare nicht angesprochen haben. Dr. Brown hat mit der Anwendung einer 15%igen Teebaumöllösung bei Akne vulgaris ebenfalls gute Erfahrungen gemacht.

Geriatrische Studie an der Podiatry Training Clinic, Sydney, Australien

Bei einer weiteren, jüngsten Studie, die am Royal North Shore Hospital durchgeführt wurde, ging es um die Anwendung einer Hand- und Körperlotion mit einer 5%igen Lösung von Teebaumöl. Die vergleichende Studie befaßte sich mit dem Zustand der Beine bei Personen mit Diabetes oder anderen Alterskrankheiten. Alle 70 Teilnehmer litten an trockener Haut und/oder an stark schwächenden Krankheiten wie Diabetes.

Die Patienten wurden angewiesen, nur ein Bein für die Dauer von 25 bis 26 Tagen zu behandeln. Nach dieser Zeit konnte ein deutlicher Unterschied festgestellt werden. An den behandelten Beinen wurden trockene Hautpartien weicher, Hautrisse heilten ohne Vernarbungen ab. Die hautpflegenden, bakteriziden Eigenschaften des Teebaumöls waren unübersehbar. Diese Ergebnisse sind besonders aussagekräftig, da es sich hierbei um alte Menschen handelt, deren Haut wesentlich empfindlicher und verletzungsanfälliger ist und entsprechend langsamer verheilt als bei jungen Menschen.

American Society
for Environmental Education

11. Juli 1989

Cynthia Olsen Teaco
P.O. Box 389
SANTA BARBARA CALIFORNIA 93192
U.S.A.

Liebe Cynthia,

ich möchte Ihnen erzählen, wie sehr mich die Teebaumöl-Produkte aus Australien beeindruckt haben.
Ich habe meinen Hausarzt, Dr. Alvin Shemash auf die Produkte hingewiesen, und wie ich höre, hat dieser bei Patienten mit Hautproblemen ebenfalls gute Erfahrungen gemacht.
Nach meinen Erfahrungen ist Teebaumöl ein phantastisches Heilmittel bei fast allen Arten von dermatologischen Problemen, einschließlich Nasengeschwüren, Fußflechte und Fußpilzerkrankungen sowie allen Formen von Hautausschlägen.
Meine Organisation, die American Society for Environmental Education, hat aufgrund unseres übergeordneten umweltschützerischen Auftrags ein lang gehegtes Interesse an naturheilkundlichen Produkten. Vor einiger Zeit haben wir Forschungsarbeiten über die Heilkraft der Arzneipflanzen, die von den Ureinwohnern des brasilianischen Regenwaldes verwendet werden, durchgeführt. Wie Sie sehen, sind die Teebaumölerzeugnisse genau im Sinne unseres Engagements für die Erhaltung und Nutzung von natürlichen Produkten.
Sie können diesen Brief gern als Referenz für Ihre künftigen Veröffentlichungen über Teebaumöl verwenden oder in jeder anderen Weise, um auf diese ausgezeichneten natürlichen Heilmittel aufmerksam zu machen.

Mit freundlichen Grüßen

Williama L. Mayo Ph D
Präsidentin

Erste Hilfe mit Teebaumöl

Nase, Nebenhöhlen, Hals und Brust

Verstopfte Nase/Nebenhöhlenbeschwerden: Zehn Tropfen reines Öl werden in einen Verdampfungsapparat gegeben und behutsam eingeatmet.

Geschwüre der Nasenschleimhaut: Reines Teebaumöl mit einem Wattebausch auftragen oder wie oben verfahren.

Halsschmerzen: Fünf Tropfen des reinen Öls auf eine Tasse warmes Wasser ergibt ein Gurgelwasser, das zwei- bis dreimal täglich verwendet werden soll.

Verschleimung/Husten: Zehn Tropfen des reinen Öls werden in ein Dampfbad oder einen Verdampfungsapparat gegeben und behutsam eingeatmet. Das reine Öl wird auf der Brust und auf dem Rücken eingerieben. Vor dem Schlafengehen kann man einige Tropfen auf das Kopfkissen träufeln.

Mundhöhle

Zahnfleischbeschwerden, Mundgeruch, Zahnbelag: Drei bis fünf Tropfen auf etwas Wasser werden zweimal täglich als Mundspülung verwendet. Geben Sie einige Tropfen Öl auf die Zahnbürste.

Mundgeschwüre/Lippenherpes: Die betroffenen Stellen werden dreimal täglich mit dem reinen Öl betupft.

Muskeln und Gelenke

Muskelschmerzen: Eine sanfte Massage der schmerzhaften Bereiche ist empfehlenswert. Anschließend wird das reine Öl an den Muskelpartien eingerieben. Ein ausgiebiges, heißes Bad mit zehn Tropfen Öl wirkt lindernd.

Arthritis: Drei bis fünf Tropfen werden mit einer kleinen Menge hochwertigem, kaltgepreßtem Öl (Mandelöl, zum Beispiel) vermischt.

Verstauchungen: Einreibungen mit reinem Öl haben sich bewährt.

Haut

Furunkel, Abszesse, Eiterbeulen: Das reine Öl wird dreimal täglich angewandt.

Schnittwunden: Mit dem reinen Teebaumöl oder mit einer Mischung aus einem Teil Teebaumöl auf zehn Teile Mandelöl betupfen.

Abschürfungen: Wie oben.

Trockene Haut, Hautausschläge: Wie oben.

Moskitostiche/Insektenstiche/Bisse/Sandfliegen: Mit dem reinen Öl betupfen. Bei größeren, betroffenen Bereichen wird Teebaumöl zusammen mit kaltgepreßtem Öl aufgetragen.

Blutegel, Zecken: Diese lassen sich durch Anwendung des reinen Öls abtöten und entfernen. Danach sollte wieder etwas Öl aufgetragen werden.

Dermatitis: Die betroffenen Stellen werden mit einer Mischung aus einem Teil Teebaumöl und 10 Teilen eines anderen hochwertigen Öls sanft massiert.

Nach der Rasur oder nach Enthaarung der Beine: Eine kleine Menge des reinen Öls oder eine Teebaumöl-Lotion leistet gute Dienste.

Pickel, Akne: Die betroffenen Stellen werden dreimal täglich mit Öl betupft oder mit einer kleinen Menge warmen Wassers mit drei bis sechs Tropfen Öl gespült. Zur Tagespflege empfiehlt sich eine Teebaumölsalbe.

Leichte Verbrennungen: Sofort mit kaltem Wasser spülen oder mit Eis behandeln. Das reine Öl oder eine Teebaumölsalbe auf die Verbrennung auftragen.

Sonnenbrand: Eine Teebaumölsalbe bringt sofortige Linderung und verhindert die Blasenbildung.

Ulcus tropicum, Sohlenwarzen, Korallenverletzungen: Dreimal täglich mit Teebaumöl betupfen.

Fußkrankheiten

Fußpilzerkrankungen (Fußflechte): Chronisch oder akut verlaufende Mykosen, häufig in öffentlichen Bädern, Umkleideräumen und so weiter übertragen und durch eine Neigung zu Schweißfüßen verschlechtert. Die Füße werden mit einer pilztötenden, medizinischen Seife gründlich gewaschen und getrocknet. Reines Teebaumöl oder Teebaumölsalbe sind zweimal täglich anzuwenden. Längere Fußbäder mit Teebaumöl sind ebenfalls hilfreich. Wie bereits erwähnt, kann eine Lösung aus Teebaumöl und Wasser zur Desinfizierung von Kleidung und bestimmten Bereichen verwendet werden.

Nagelinfektionen: Die sogenannte Paronychie oder Nagelfalzentzündung wird durch Bakterien, Viren oder Pilze hervorgerufen oder durch andere Reize wie künstliche Nägel, scharfe Pflege-, Reinigungs- oder Haushaltsmittel. Letztgenannte Faktoren können eine tieferliegende Entzündung des Nagelwalls zur Folge haben. Die Finger- oder Zehennägel werden fünf Minuten lang in reinem Teebaumöl gebadet, wobei das Öl sanft in das Nagelbett einmassiert werden soll. Diese Maßnahme wird zweimal täglich bis zur vollständigen Abheilung durchgeführt.

Fußgeruch: Fünf bis zehn Tropfen reines Teebaumöl werden in warmes Badewasser gegeben oder die Füße direkt mit dem reinen Öl eingerieben.

Karbunkel: Zweimal täglich mit dem reinen Öl betupfen.

Säuglingspflege

Windelekzem/Hautlotion: Die Anwendung von warmem Öl und einer Teebaumöl-Lotion hat sich bewährt. *Das reine Öl darf nicht verwendet werden.*

Reinigung der Windeln: Auf etwa 3,8 Liter Wasser gibt man 20 Tropfen des reinen Teebaumöls oder ein wasserlösliches Teebaumölpräparat. Umrühren und die Windeln über Nacht in der Waschlösung lassen.

Milchschorf der Kleinkinder: Hier empfiehlt sich ein Teebaumöl-Shampoo, das jedoch nicht in die Augen gelangen darf. Fünf Tropfen reines Öl werden mit Olivenöl vermischt und in die Kopfhaut eingerieben. Nach fünfminütiger Einwirkung schonend abwaschen und nachspülen.

Haar und Kopfhaut

Trockenes Haar: Für Personen mit trockenem Haar, die ein sehr mildes, schonendes Haarwaschmittel benötigen, empfehlen wir, ein hochwertiges, natürliches, feuchtigkeitsspendendes Shampoo mit der Beigabe einer 2%igen Teebaumöllösung anzureichern. Dadurch werden verstopfte Talgdrüsen wieder frei, so daß die natürliche Befeuchtung der Kopfhaut wieder einsetzt und gleichzeitig unansehnliche tote Hautzellen abgestoßen werden. Empfohlen wird eine tägliche Anwendung beziehungsweise die Haarwäsche in den gewohnten Abständen, wobei eine kleine Menge der Shampoomischung kräftig aufgeschäumt wird. Nach der Spülung werden die Haare noch einmal mit Shampoo gewaschen. Wenn möglich, sollte anschließend mit einer 2%igen Lösung eines feuchtigkeitsspendenden Teebaumöl-Haarpflegemittels nachbehandelt werden.

Fettes Haar: Ein sanft wirksames, feuchtigkeitsspendendes Teebaumöl-Shampoo hilft, eine durch Bakterien oder Pilzerreger gereizte Kopfhaut zu beruhigen und fördert die Abstoßung toter Hautzellen. Tägliche Haarwäsche wird empfohlen. Die Einreibung weniger Tropfen in die Kopfhaut hilft sowohl bei trockener als auch bei fettiger und juckender Kopfhaut und bei Schuppen.

Kopfläuse (Pediculus humanus capitis): Kopfläuse sind keine Seltenheit bei Schulkindern und werden durch das Benutzen von Kämmen, Bürsten, Hüten, Bettwäsche und so weiter übertragen. Kopfläuse, die als kleine, grauweiße Flecken erscheinen, beißen und durchbohren die Kopfhaut, was Schmerzen und Juckreiz zur Folge hat. Da die reifen Tiere Eier ablegen, aus denen nach etwa zwei Wochen wieder neue Läuse schlüpfen, hat man es bisweilen mit einem recht hartnäckigen Problem zu tun. Ein mit zehn Tropfen Teebaumöl verstärktes Shampoo sollte man zehn Minuten einwirken lassen und anschließend ausspülen. Diese Wäsche ist ein- bis zweimal wöchentlich durchzuführen. Um einer weiteren Ausbreitung vorzubeugen, kann man Kämme, Bürsten und anderes Material in einer Teebaumöl-Lösung einweichen und desinfizieren.

Juckreiz der Kopfhaut: Hier leistet ein Teebaumöl-Shampoo gute Dienste, wie auch die direkte Einreibung einiger Tropfen Öl in die Kopfhaut.

Tierpflege

Flöhe: Einige Tropfen Öl werden mit einem Tiershampoo gemischt; bei der Wäsche des Fells beginnt man in der Halsgegend und arbeitet sich zum Körper vor. Diese Wäsche kann nach Bedarf wiederholt werden. In der dazwischenliegenden Zeit kann man 10 bis 20 Tropfen reinen Öls in das Fell einreiben.

Hautausschläge: Die Anwendung des reinen Öls oder einer Teebaumöl-Salbe haben sich bewährt.

Schnittwunden/Juckreiz: Das reine Öl, nach Bedarf mit Olivenöl verdünnt, leistet gute Dienste.

Empfohlene Dosierung

1. Ein Teil reines, unverdünntes Teebaumöl wird mit zehn Teilen eines kaltgepreßten Öls wie Oliven-, Aprikosen-, Mandel- oder Avocado-Öl und so weiter vermischt.
2. Eine 250-ml-Flasche Shampoo wird mit zehn Tropfen Öl angereichert.
3. Eine 250-ml-Flasche Tier-Shampoo wird mit zehn Tropfen Öl angereichert.
4. Zehn Tropfen Öl als Zusatz ins Bad oder in einen Befeuchtungs- oder Verdampfungsapparat.
5. Fünf bis zehn Tropfen mit Cremes und Lotionen vermischen.

Vorsichtsmaßnahmen

1. Das Öl darf nicht in die Nähe der Augen gelangen.

2. **Das reine Öl darf nicht in Plastikbehältern aufbewahrt werden, da es den Behälter angreifen kann.**

3. Das Öl muß an einem kühlen Ort gelagert werden.

4. Teebaumöl darf nicht in die Hände von Kindern gelangen.

5. Die Anwendung von Teebaumöl ist kein Ersatz für eine qualifizierte medizinische Behandlung. Bei anhaltenden gesundheitlichen Problemen ist ärztlicher Rat einzuholen.

Fallbeispiele und Erfahrungsberichte

Einige Berichte von Praktikern aus Australien

Mundspülung: „Ich empfehle fünf Tropfen auf etwa 150 ml Wasser. Diese Lösung erzielt gute Wirkungen als reinigende und keimtötende Spülung."

Dickdarmentzündung (Kolitis): „Ein Fall von Kolitis mit Blutungen konnte innerhalb von zwei Wochen geheilt werden. Die Behandlung bestand aus häufigen Darmspülungen mit einer 1%igen Lösung und der innerlichen Einnahme von 5 Tropfen des reinen Öls dreimal täglich."

Knochenhautentzündung (Periostitis): „Eine vereiternde Prellung des Schienbeins, die sich in Richtung Periostitis zu entwickeln schien, konnte rasch gestoppt werden. Eine Lösung im Verdünnungsverhältnis von 1 : 40 wurde als Umschlag aufgelegt. Diese Behandlung führte innerhalb von einer Woche zur Heilung."

Mundgeruch (Halitosis): „In einigen Fällen von Mundgeruch, besonders nach Zahnextraktionen, wurde eine 5%ige Lösung oder eine Verdünnung im Verhältnis von 1 : 20 in die Mundhöhle gesprüht, was fast sofort, spätestens innerhalb von wenigen Minuten wirkte."

Schnittwunden, Prellungen: „Oberflächliche Schnittwunden, Prellungen und leichte Quetschungen werden mit dem unverdünnten Öl bepinselt, das anschließend trocknet. Es kommt zu einer raschen Schorfbildung und einer prompten Abheilung innerhalb weniger Tage."

Reinigung der Scheide: „In der verseiften Form haben wir es mit einem sehr angenehmen und wirkungsvollen Präparat zu tun, das sich als Scheidenspülung und zur Bereinigung von Absonderungen des Gebärmutterhalses ausgezeichnet bewährt hat."

Erkältungen: „Ich habe nun mein allererstes Jahr frei von Erkältungen erlebt. Mit folgenden zwei Maßnahmen konnte ich einer Reihe von Freunden mit Kopfgrippe und Erkältungen, die sich auf die Brust geschlagen haben, prompte Linderung und Heilung verschaffen: 1) ein Teelöffel reines Öl auf 1 Liter kochendes Wasser als Inhalation; 2) häufiges Auftragen einer kleinen Menge reinen Öls in die Nase."

Reinigung von Wunden: Ein Chefchirurg in einem Krankenhaus in Sydney hat folgende Beobachtungen beigesteuert: „Die Ergebnisse unserer ersten Versuche bei einer Reihe verschiedener Zustände waren außerordentlich ermutigend. Ein herausragendes Merkmal ist die eiterauflösende Wirkung, die die Oberfläche von infizierten Wunden so sauber hinterläßt, daß sich die keimtötende Wirkung noch besser entfalten kann. All dies geschieht, ohne das Gewebe in irgendeiner Weise zu reizen oder zu schädigen ... Bei verschmutzten Wunden, die wir häufig als Folge von Verkehrsunfällen sehen ... werden tiefersitzende Schmutzpartikel gelockert und abgestoßen, wobei das betroffene Gewebe ein natürliches, gesundes Aussehen behält."

Fallstudien von Dr. David C. Evans, D.C.

(Evans Chiropractic, Littleton, Colorado, U.S.A.)

Fußpilzerkrankungen: Ein 33jähriger Mann litt stark an einem Pilzbefall der Füße, die wund und schmerzhaft waren. Die verordneten Medikamente hatten im Verlauf von drei Wochen keine nennenswerte Besserung gebracht. Verordnung: Dr. Evans empfahl, drei- bis viermal täglich Teebaumöl anzuwenden. Nach zwei Tagen waren die Füße fast vollkommen abgeheilt. Nachfolgebehandlung: Da der Betroffene in Turnhallen Sport treibt, verwendet er das Öl oder die antiseptische Salbe einmal im Monat zur Vorbeugung.

Schnittwunden und Verbrennungen: Ein 32jähriger Mechaniker zieht sich immer wieder Schnittwunden und Verbrennungen zu. Verordnung: Mit der antiseptischen Salbe wird eine rasche und nachhaltige Abheilung der Verbrennungen und Schnittwunden erzielt. Nachfolgebehandlung: Aufgrund der ständigen arbeitsbedingten Schnittwunden und Verbrennungen wird die Anwendung von Teebaumöl und der antiseptischen Salbe als Langzeittherapie fortgesetzt.

Akne: Eine 30jährige Frau hat kleine Schnittwunden und eine unreine Gesichtshaut, die möglicherweise durch verstopfte Poren bedingt ist. Behandlung: Durch die Anwendung von antiseptischer Teebaumöl-Salbe auf den Schnittwunden und Gesicht sieht die Haut wesentlich besser aus.

Sonnenstich, Rasurbrand: Ein 30jähriger Mann litt an Rasurbrand und Sonnenstich. Verordnung: Antiseptische Teebaumöl-Salbe bringt die gewünschte Linderung der Reizerscheinungen und des Brennens.

Zahnhygiene

Viele australische Zahnärzte verwenden Teebaumöl als Mundspülung und zur örtlichen Desinfektion vor dem Einsatz des Füllmaterials. Wie einige Studien belegt haben, wirkt die zweimal tägliche Mundspülung mit einigen Tropfen Teebaumöl der Vermehrung von Bakterien entgegen. Berichten zufolge ist diese Mundspülung eine wirksame Maßnahme bei Zahnfleischblutungen und wirkt der Plaquebildung entgegen.

Wie die Fachzeitschrift *Australian Journal of Dentistry* berichtete, hat sich Teebaumöl in der Zahnhygiene und Dentalchirurgie als außerordentlich wirksames antiseptisches Mittel bewährt.

Berichte über Vergiftungen

In vier Fällen von Kindern, die jeweils 25 ml des Öls getrunken hatten, traten mit Ausnahme von Schläfrigkeit und leichtem Durchfall keinerlei bedenkliche Nebenwirkungen auf. Diese Symptome klangen nach 24 Stunden ab.

Die Heilpraktikerin (Naturopath) Karen Cutter aus Sydney hat eine tägliche Dosis von 120 Tropfen Teebaumöl über einen Zeitraum von mehr als drei Monaten eingenommen, um die Unbedenklichkeit ihrer Verordnungen für AIDS-Patienten und Personen mit systemischem Candidabefall (60 Tropfen täglich über mehr als sechs Monate) zu demonstrieren. Bei diesem Selbstversuch traten keine Nebenwirkungen auf. **Dosierungen in dieser Höhe sollten ausschließlich unter ärztlicher Aufsicht angewandt werden.**

Persönliche Erfahrungsberichte:

„ ... im Laufe der letzten zwei Jahre haben mein Mann und ich Teebaumöl bei einer Reihe verschiedener Krankheiten eingesetzt ... wir hatten beide Halsschmerzen; wir haben einige Tropfen Teebaumöl in Wasser getan und damit gegurgelt, und die Halsschmerzen waren in wenigen Tagen verflogen ... ich hatte mir einen schweren Sonnenbrand zugezogen ... die Sonnenlotion hat nicht nur die Schmerzen beseitigt, sondern auch wirksam gegen Blasenbildung und Abschuppung der Haut vorgebeugt. "

(T. L. – El Toro, Kalifornien)

„Nachdem ich Teebaumöl in den vergangenen zwei bis drei Jahren in meiner gut besuchten naturheilkundlichen Praxis (Natur- und Pflanzenheilkunde) angewandt habe ... kann ich sagen, daß Teebaumöl sehr gute Wirkungen zeigt bei ... Impetigo, Herpes-simplex-Bläschen und fast allen Arten von geschwürigem Gewebe ... und es ist ein vollwertiger Ersatz für antibiotische Pulver. Ich trage Ihr Teebaumöl stets bei mir im Auto und in meiner Handtasche, denn ich betrachte es als die Erste Hilfe in der Flasche."

(G. S. – Heilpraktiker, Avalon, New South Wales)

„... ich möchte Ihnen meinen Dank aussprechen für Ihre Arbeit und Ihr Buch über Teebaumöl ... ich habe eine sehr empfindliche Haut und wirklich genug von anderen Mitteln und Produkten, die mir schaden und meine Sinne abstumpfen. Ich habe Teebaumöl als Sonnenschutzmittel, als Feuchtigkeitsspender für die Haut ...und als Tonikum für mein Haar verwendet ... das Öl entfaltet eine beruhigende, heilende und vitalisierende Wirkung auf meine Haut, mein Haar und auf mein Lebensgefühl ... ich bin seit zwanzig Jahren als Künstler tätig, und in diesem Beruf kommt man unweigerlich mit giftigen Substanzen in Berührung ... Blei- und Zinkverbindungen und die starken Lösungsmittel belasten meinen Organismus, und das Öl hilft mir, diese Belastungen abzufangen ... ich freue mich darauf, ein Leben lang auf diese einzigartige Gabe der Natur zurückgreifen zu können ..."

(C. G. – Montecito, Kalifornien)

„Mein Mann litt an einer schweren Betonstauballergie ... und war an den Rollstuhl gefesselt ... (die) Haut an seinen Füßen und Waden war so wund und empfindlich ... daß es zu Blutungen und starken Schmerzen kam ... und der Hausarzt sprach von der Notwendigkeit einer Amputation beider Beine unterhalb der Knie ... ich habe eine Flasche Teebaumöl gekauft, und wir haben die betroffenen Bereiche eingerieben ... innerhalb von zwei Wochen

sind alle Beschwerden verschwunden ... und es hat keinerlei Rückfälle gegeben ... Ihr Teebaumöl ist ein außerordentliches Mittel."

(E. M. – Sydney, N.S.W.)

"Meine Klinik (The AIDS Alternative Health Project) *ist eine von Spenden getragene Klinik. Wir versorgen wöchentlich 120 AIDS-Patienten (und haben 144 Personen auf unserer Warteliste) ... Unsere Patienten kommen jede Woche zur Behandlung in die Klinik, aber wir verordnen auch im großen Umfang für die medizinische Betreuung zu Hause, wobei wir sehr häufig auf Teebaumöl zurückgreifen. Im Grunde genommen setzen wir auf alle möglichen Formen der innerlichen Anwendung – wir empfehlen Zahnpasta mit Teebaumöl, lassen das Öl direkt auf die Zunge träufeln, geben es in Verdampfungsapparaten, und verwenden es in Klistieren und als Zäpfchen ... das Öl ist zwar kein Heilmittel für den zugrunde liegenden Zustand, hat sich aber für die Kontrolle von Candidabefall, Hautinfektionen und so weiter ganz hervorragend bewährt."*

(A. S. – Ac.T., Chicago, IL)

"Ich möchte Ihnen ganz kurz mitteilen, daß Ihr Teebaumöl mir bei meinen Hautproblemen großartig geholfen hat."

(T. A. – San Marcus, Kalifornien)

"Mein Sohn Rudie kam am ganzen Körper von Moskitos zerstochen aus dem Ferienlager heim. Da er sich ständig kratzen mußte, wurde das ganze noch schlimmer. Ich habe Ihr Teebaumöl aufgetragen mit dem Resultat, daß der quälende Juckreiz innerhalb von 20 Minuten abgeklungen ist und der ganze Zustand am nächsten Morgen behoben war."

(C. C. – Dallas, Texas)

„Vielen, vielen Dank für das wunderbare Teebaumöl. Ich leide seit Jahren an Lippenherpes. Die Beschwerden waren bisweilen so schlimm, daß es zur Narbenbildung der Gesichtshaut gekommen war. Dank Ihres Teebaumöls waren die letzten Beschwerden wesentlich leichter als sonst. Ich habe das Teebaumöl gleich zu Beginn verwendet, was die Bläschenbildung wirksam unterbunden hat."

(C. D. – Rockwall, Texas)

„Vor drei Jahren habe ich die erstaunlichen Heilwirkungen des Teebaumöls auf einer Messe für Naturkost in Las Vegas kennengelernt. Die zahnheilkundlichen Anwendungen haben mich besonders interessiert. Im Alter von 65 hatte ich mit Parodontose und Zahnfleischblutungen zu kämpfen. Ich entschloß mich zu einem Versuch und kaufte eine Flasche Teebaumöl.

Ich nahm das Öl zu meinem Zahnarzttermin mit und ließ mich gründlich untersuchen. Ich teilte meinem Zahnarzt mit, daß ich zwei- bis dreimal täglich die Mundhöhle drei bis fünf Minuten lang gründlich mit einer Teebaumöllösung spülen wollte. Die Lösung bestand aus drei Tropfen Teebaumöl auf eine kleine Tasse Wasser.

In diesem Zusammenhang sollten Sie wissen, daß mein Zahnarzt praktisch überall an meinem Zahnfleisch durch leichten Druck Blutungen auslösen konnte. Ich konnte meine Zähne auch nicht mehr mit Zahnseide reinigen. Wir haben vereinbart, Untersuchungen im Abstand von 30 Tagen über einen längeren Zeitraum durchzuführen. Bei der ersten Untersuchung nach 30 Tagen waren erste Fortschritte feststellbar. Es gab nur sechs Stellen am Zahnfleisch, die auf Druck geblutet haben. Nach 60 Tagen gab es überhaupt kein Zahnfleischbluten mehr, auch nicht auf starken Druck. Nach 13monatiger Behandlung gehörte das Zahnfleischbluten der Vergangenheit an, und die Parodontose war ebenfalls beseitigt. Mein Zahnarzt meinte, die Plaque- und Steinbildung sei um 75 bis 80 % zurückgegangen. Das Teebaumöl hat mein Gebiß gerettet. Aloha!"

(B. Mc. – Oahu, Hawaii)

„Ich möchte Ihnen vom ganzen Herzen danken! Ihr Teebaumöl ist ... einfach wunderbar ... als AIDS-Patient muß ich verschiedene Arzneimittel in hohen Dosierungen einnehmen. Als Folge davon habe ich eine trockene Haut bekommen. Teebaumöl und Teebaumöl-Salbe sind eine wirksame Hilfe gegen die Trockenheit und machen das Leben wieder ein ganzes Stück lebenswerter."

(J. I. – Washington, D.C.)

„Für mich ist unsere Entdeckung des ... Teebaumöls ... eines der besten Dinge, die uns im Jahr 1990 passiert sind. Ich leide seit einigen Jahren an Arthritis, und die größte Linderung verschafft mir die Anwendung des Öls auf das betroffene Gelenk (oder den betroffenen Bereich). Drohende Halsschmerzen werden durch Gurgeln mit zwei oder drei Tropfen Teebaumöl auf eine Vierteltasse Wasser im Keim erstickt.

Ich habe immer ein Problem mit Zahnbelag gehabt, so daß ich die Zähne alle sechs Monate reinigen lassen mußte. Nachdem ich drei Monate lang einige Tropfen Teebaumöl vor dem Putzen auf die Zahnbürste träufelte, ist die Plaquebildung ausgeblieben und meine Zähne sind entschieden weißer geworden.

Schnittwunden, Verbrennungen, Schürfwunden und Insektenstiche reagieren prompt auf Teebaumöl und verheilen wesentlich schneller. Ich verwende die antiseptische Lotion zur Reinigung der Scheide, wie auch bei sehr trockener Haut. Mein Mann schätzt die Teebaumöl-Seife und -Zahnpasta ganz besonders."

(F. B. – Carlsbad, Kalifornien)

„Ich möchte mich für die Informationen über Teebaumöl bedanken. Ich gebe die relevanten Einzelheiten an meine Tierärztin weiter ... Ich bin sicher, daß sie interessiert sein wird, besonders da sie die Wirkung an der Geschwulst am Rücken meines Pferdes beobachten kann. Bei dieser Wucherung handelt es sich um ein sogenanntes Sarkoid, das durch einen Virus verursacht wird. Seit der Anwendung von Teebaumöl scheint sich die Geschwulst allmählich zurückzubilden. Die andere Erhebung, die ich beseitigen

konnte, hat zwar keinen mir bekannten Namen, sieht aber wie infiziertes, eingewachsenes Haar aus. Wir behandeln diese Störungen bei unseren beiden Pferden weiterhin erfolgreich mit Teebaumöl ..."

(J. E. – Scotsdale, Arizona)

„Um der Austrocknung meiner Haut im Flugzeug vorzubeugen, verwende ich eine antiseptische Lotion mit Teebaumöl – das Mittel ist für mich absolut unverzichtbar."

(B. D. – Flugkapitän, mit 29jähriger Diensterfahrung)

„Vor etwa vier Jahren haben wir in den Monaten Mai und Juni die ersten Invasionen von sogenannten 'Cone-nosed'-Käfern erlebt (blutsaugende Käfer der Triatoma-Gattung), die auch als 'Kissing Bugs' bekannt und wegen ihres schmerzhaften Bisses gefürchtet sind. Die Käfer haben mich immer nachts während des Schlafes gebissen. Am nächsten Morgen war die Bißstelle jedesmal enorm geschwollen, schmerzhaft und juckend. Im allgemeinen hat es zwei bis drei Tage gedauert, bis die Schwellung abgeklungen war. Ich hatte eine Reihe von Medikamenten ohne Erfolg versucht, da lernte ich das Teebaumöl kennen. Sobald ich eine Bißstelle entdeckte, rieb ich das Öl ein und wiederholte dies häufig in kurzen Abständen. Damit konnte ich den Juckreiz fast sofort beseitigen, und die Schwellung ging innerhalb von 6 bis 8 Stunden nach der ersten Einreibung drastisch zurück. Teebaumöl hat seinen festen Platz in unserer Hausapotheke."

(D. B. – Fountain Hills, Arizona)

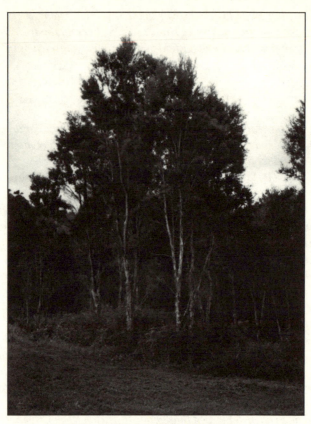

Die heilkräftigen Bäume

Ein natürlicher Bestand von Teebäumen in einer Busch-Landschaft in North South Wales, Australien.

Die neue Ernte ▶

Frisch gesammelte Teebaumblätter werden am Ort der Destillationsanlagen zur Verarbeitung angeliefert. Die Blätter sind in Säcken aus grobem Sackleinwand verpackt.

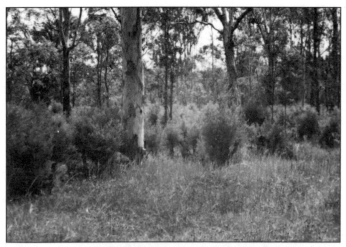

Neue Teebäume wachsen heran

Eine Teebaum-Plantage mit Sämlingen, die unter
ausgewachsenen Bäumen aufwachsen. Clarence- und
Richmond-River-Region

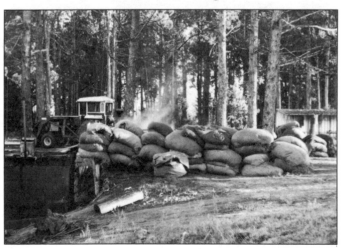

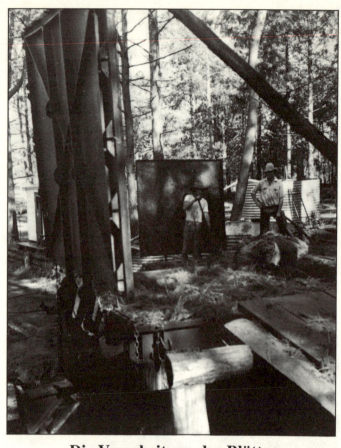

Die Verarbeitung der Blätter

Die geschnittenen Teebaumblätter vor der Destillation

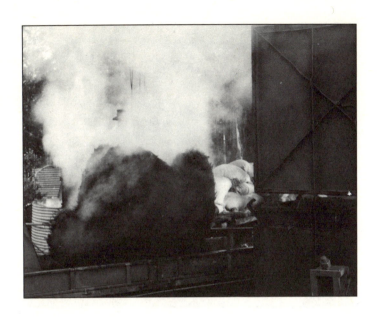

Die Destillation

Der Destillationsvorgang erstreckt sich über mehrere Stunden.
Das ätherische Öl wird mittels Dampf aus den Blättern
gewonnen.

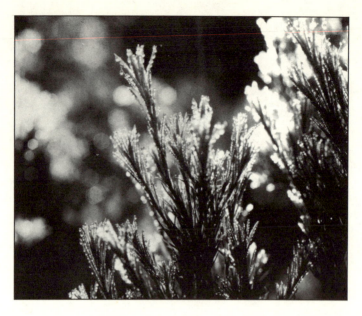

Ein Geschenk der Natur

Der Tau auf den zarten Blättern des Teebaums
glänzt im Sonnenlicht

Schönheits-, Gesichts- und Körperpflege

Gesichts- und Körperpflege

Zahlreiche französische Kosmetikhersteller und in jüngster Zeit auch amerikanische Firmen verwenden das ätherische Öl des Teebaums als Bestandteil von Kosmetika und Körperpflegeartikeln. Die Beigabe von Teebaumöl verleiht Seifen, Shampoos, Lotionen und Parfüms ein würziges Aroma. Da das Teebaumöl über ungewöhnliche antiseptische und fungizide Eigenschaften verfügt, entfalten Hautcremes mit einem nur 2%igen Anteil von Teebaumöl bereits bakterienhemmende Wirkungen. Teebaumöl verhilft der Haut zu einem jugendlichen Glanz. Das tief in die Haut eindringende Öl reichert die Hautzellen mit Sauerstoff an und fördert die Regeneration der durch Sonneneinwirkung, Akne, Trockenheit, Pilzerreger oder andere Hautkrankheiten geschädigten Haut.

In den Vereinigten Staaten hat Teebaumöl als Bestandteil kosmetischer Rezepturen die behördliche Genehmigung erhalten. Das Öl ist außerordentlich gut verträglich und praktisch unbedenklich in der Anwendung. Teebaumöl verursacht so gut wie keinerlei Reizerscheinungen (mit Ausnahme der Augen). Je nach Anwendung und Behandlungsfall kann Teebaumöl die Abstoßung von toten Gewebeteilen beschleunigen und die Regeneration der Haut fördern.

In der heutigen Zeit sind durch Viren verursachte Störungen wie Lippenherpes im Zunehmen begriffen. Da Herpesbeschwerden sich meist im Gesicht und um die Mundpartie zeigen, sind sie für den Betroffenen eine mehr als nur lästige Störung. In den meisten Fällen kann man durch die frühzeitige örtliche Anwendung einiger Tropfen des reinen Teebaumöls die Bläschenbildung wirksam eindämmen oder gar unterbinden.

Dermatitis, trockene Haut, Pilzerkrankungen, Hühneraugen und Fußpilzerkrankungen gehören zu den häufigen Hautkrankheiten, mit denen jeder einmal konfrontiert sein kann. Im allgemeinen sind trockene Hautbürstungen und die Anwendung einer Körperlotion mit Teebaumöl gut geeignete Maßnahmen, um eine geschädigte Haut zu beruhigen und zu regenerieren. Bäder mit einem Zusatz von Teebaumöl entfalten eine wohltuend beruhigende Wirkung auf die ermüdete Muskulatur. Der Zusatz von zehn Tropfen auf ein heißes Wannenbad, in das man sich für die Dauer von etwa 20 Minuten begibt, ist eine sehr beruhigende und aufbauende Maßnahme. Hier sollte man keineswegs nach dem Motto „viel hilft auch viel" verfahren. Ich wurde einmal von einer Frau angerufen, die 30 ml in ein Bad gegeben, darin eine ganze Stunde lang gesessen hatte und nun über ihre krebsrote Haut erschrocken war. Bitte denken Sie stets daran, daß kleine Mengen Öl große Wirkungen entfalten können .

Haarpflege

In der heutigen Zeit ist es üblich geworden, daß Frauen und Männer ihr Haar föhnen, toupieren, in Locken drehen, färben und sich die ausgefallensten Dauerwellen legen lassen. Alle diese Maßnahmen können das Haar nicht nur austrocknen, sondern eine Verstopfung der Haarfollikel bewirken, was wiederum den Haarwuchs beeinträchtigen und sogar zum Haarausfall führen kann. Ein Teebaumöl-Shampoo mit einem 2%igen Teebaumölanteil (zehn Tropfen auf eine 250 ml Flasche) stellt die Funktion verstopfter Haarfollikel wieder her, wirkt als Feuchtigkeitsspender für das Haar und verhilft zu einer gesunden, bakterienfreien Kopfhaut. Bereits im Jahr 1939 wurde Teebaumöl erfolgreich gegen Schuppen eingesetzt. Es liegen auch verschiedene Berichte über die haarwuchsfördernde Wirkung von Teebaumöl-Einreibungen in die Kopfhaut vor.

Haar- und Kopfhautpflege
bei Kindern

Als meine beiden Enkelkinder noch klein waren, rief meine Tochter an und fragte mich, ob sie Teebaumöl gegen Milchschorf einsetzen könnte. Ich riet ihr zu einer Mischung aus einem Teil Teebaumöl auf zehn Teile eines anderen reinen Öls wie Mandelöl zum Beispiel. Diese Mischung wird behutsam in die Kopfhaut eingerieben und sollte einige Minuten lang einwirken. Anschließend werden die Haare mit einem Teebaumöl-Shampoo gewaschen. Meine Tochter rief einige Tage später an und berichtete, daß der Milchschorf vollständig verschwunden war!

Mit schöner Regelmäßigkeit erleben wir fast jedes Jahr das Auftreten von Kopfläusen zu Beginn des Schuljahres. Da diese sich recht rasch vermehren und leicht übertragen werden, besteht erhebliche Ausbreitungsgefahr. Ich habe mich einmal mit einer zuständigen Schulschwester in Dallas unterhalten, die ihre Sorge über die konventionellen medizinischen Shampoos auf chemischer Basis äußerte. Sie zeigte großes Interesse an der Möglichkeit, Teebaumöl-Produkte als natürliche Alternative einsetzen zu können. Zur Beseitigung von Kopfläusen empfehlen wir das folgende Vorgehen. Ein Shampoo wird mit fünf bis zehn Tropfen Teebaumöl angereichert und täglich gründlich in die Kopfhaut eingerieben, bis keine Eier mehr zu sehen sind. In den Intervallen dazwischen massiert man einige Tropfen Öl in die Kopfhaut und läßt das Teebaumöl einwirken (nicht ausspülen!). Zur Desinfektion und als Vorbeugung gegen weiteren Befall werden Bürsten, Kämme, Bettwäsche und Hand- und Badetücher in einer Lösung mit Teebaumöl eingeweicht. In den meisten Fällen reichen 7 ml auf eine Wanne vollkommen aus.

Die Nagelpflege

Innerhalb der letzten zehn Jahre hat man in einem vielbesuchten Nagelpflegezentrum in Texas (*Deborah's Nail Care Center*) einen deutlichen Anstieg der Paronychiefälle erlebt. (Nagelfalzentzündungen, die durch Bakterien, Pilze, Viren, chemische Reize und Durchblutungsstörungen hervorgerufen werden). Die Leiterin des Zentrums führt dies auf die große Verbreitung von künstlichen, acrylhaltigen Nägeln zurück, wobei manche Frauen ihre Nägel alle zwei Wochen „pflegen" lassen. Beim Auftragen der Nägel wird bisweilen Feuchtigkeit im Nagelbett zurückgehalten, was ein Abheben des Nagelbettes innerhalb von anderthalb Wochen zur Folge haben kann. Bleibt dieser Zustand unbehandelt, können sich Pilzkrankheiten entwickeln. Dabei werden drei typische Phasen des Pilzbefalls beobachtet:

1. Phase: Bleibt die Einwirkung von Feuchtigkeit und das Abheben des Nagelbettes unbehandelt, tritt bei Fortschreiten des Zustandes eine leicht grünliche Verfärbung des Nagelbettes auf.

2. Phase: Das Nagelbett verfärbt sich dunkelgrün.

3. Phase: Schließlich stellt sich eine schwarze Verfärbung des Nagelbettes ein. Eine leicht gelbliche Tönung weist auf einen Pilzbefall hin.

Es kursieren wahre Horrorgeschichten von Frauen, die eine Behandlung ihrer Nagelpilzerkrankung verweigern und vom Nagelstudio verlangen, daß man den infizierten Nagel zurückschneidet und einen neuen Nagel daraufsetzt – ein Auftrag, den viele Studios verständlicherweise ablehnen. In der Praxis im Nagelpflegestudio hat man durch die täglich mehrmalige Einreibung von Teebaumöl um und unter das Nagelbett immer wieder dramatische Besserungen erlebt. Bei Schimmelpilzbefall hat sich die Anwendung einer Mischung von einigen Tropfen Teebaumöl in flüssiger Seife bewährt. Diese Mischung wird auf die Nagelgrundlage einmassiert, und anschließend werden alle Reste gründlich abgewaschen. Es ist wichtig, dafür zu sorgen, daß keine Ölreste verbleiben, damit der neu aufgetragene Nagel auch gut haftet. Zur Entfernung von Nagelflecken wird der infizierte Nagel mit Jodtinktur und Teebaumöl poliert. Er nimmt hierdurch beim Trocknen eine milchig-weiße Farbe an. Um die Flecken zu entfernen, wird die milchweiße Schicht nun behutsam abgeschliffen.

Die Aromatherapie

Was versteht man unter ätherischen Ölen? Ätherische Öle sind die Essenzen (Auszüge) aus pflanzlichem Material, die in der Regel mit Hilfe eines Dampfdestillationsprozesses gewonnen werden. Ätherische Öle können mit Pflanzenölen oder mit Alkohol vermischt werden. Sie sind wichtige Bestandteile von Produkten wie Parfüms, Badezusätzen und einer Vielzahl von Kosmetika. Hochwertige ätherische Öle entfalten eine ausgleichende, verjüngende und anregende Wirkung auf die Haut und auf den gesamten Organismus. Des weiteren sind ätherische Öle Bestandteile von Massage- und Einreibemitteln, Badeölen und Parfümprodukten. Sie werden in Duftlampen und Saunas verdunstet und als Gesichtsmasken und in verschiedenen Kompressen und Umschlägen verwendet. Jedes ätherische Öl hat seine eigenen, ihm innewohnenden Eigenschaften, Wirkungen und Qualitäten. Mitte der Achtzigerjahre haben französische Wissenschaftler klinische Daten über Teebaumöl gesammelt (siehe „Klinische Daten" im Anhang).

In seinen beiden Standardwerken *Aromatherapy for Everyone* und *The Art of Aromatherapy* hat der englische Aromatherapeut Robert Tisserand die Wirkungen des Teebaumöls beschrieben. In der Ausgabe des *International Journal of Aromatherapy* vom Februar 1988 sprach Robert Tisserand vom Teebaumöl als einem der aufregendsten, „wiederentdeckten" ätherischen Öle, die sich in den letzten Jahren einen bedeutenden Platz in der Therapie erobert haben.

Teebaumöl in der Aromatherapie

Teebaumöl ist anerkanntermaßen ein stark wirksames, antiseptisches und fungizides Mittel. Es übertrifft die Wirkung des Phenols (Karbolsäure), dem weltweiten Maßstab für antiseptische und Desinfektionsmittel, um das Zwölffache. Arthur Penfold, ein englischer Chemiker, dem das Verdienst gebührt, Melaleuca alternifolia entdeckt und im Jahr 1923 die ersten Laborversuche durchgeführt zu haben, konnte bestätigen, daß Teebaumöl die Wirkung des Phenols bei weitem übersteigt. Daher ist Teebaumöl eine ausgezeichnete **erste Hilfe** bei Pilzbefall der Finger, Füße, Nägel und der Haut. Zur **Massage** wird Teebaumöl mit anderen Ölen gemischt. Diese Mischungen verleihen der Haut ein Gefühl von Frische und verhelfen zu einer sauberen, gesunden Haut. Als **Badezusatz** gibt man zehn Tropfen auf ein heißes Wannenbad. Diese Bäder entfalten eine wohltuende, lindernde Wirkung bei Schmerzen und Verletzungen der Muskulatur und der Gelenke und sind ebenfalls bei Hautinfektionen zu empfehlen. Ich gebe einige Tropfen des Öls in eine **Luftbefeuchter**, um die Luft im Hause zu reinigen. Vor einigen Jahren habe ich eine **Duftlampe** von einer Firma gekauft, die ätherische Öle vertreibt. Gibt man einige Tropfen Teebaumöl in die Duftlampe, wird die Luft von einem Duft erfüllt, als säße man in einem Hain von Teebäumen im australischen Busch. Meine Tochter träufelt einige Tropfen in ein **Verdampfungsgerät,** was eine großartige Erleichterung bringt, wenn die Kinder mit Schnupfen geplagt sind.

Ganz unzweifelhaft nimmt das Teebaumöl in der Aromatherapie einen der vordersten Plätze unter den wichtigsten therapeutischen Mitteln ein. Bitte vergessen Sie nicht, daß Teebaumöl stets vor Licht und Wärme geschützt an einem kühlen Ort in braunen Flaschen aufzubewahren ist. Wenn Sie Teebaumöl mit anderen Lotionen und Mitteln mischen, können diese Mischungen in Kunststoffflaschen aufbewahrt werden. **Weitere Anwendungen mit Teebaumöl sind im Kapitel über die Erste Hilfe aufgelistet.**

Anwendungen bei Tieren

Pferdepflege

Im Frühjahr 1991 erhielt ich einen Anruf von einer Frau namens Juanita Engoji. Juanita wollte wissen, ob ich sie mit Teebaumöl zur Behandlung ihres Vollblutpferdes Marshall beliefern konnte, das an einer virusverursachten Geschwulst (Sarkoid) litt.

Da das Sarkoid am Rücken aufgetreten war, kam es durch die Reibung des Sattels und der Sattelunterlage zu ständigen Reizungen und Blutungen beim Reiten.

Etwa sechs Wochen nachdem ich das Öl geschickt hatte, erhielt ich von Juanita eine Einladung, mir den den Behandlungserfolg mit Teebaumöl vor Ort anzuschauen. Als ich dort eintraf, befand sich das Pferd in den letzten Phasen der Behandlung. Am Sarkoid fiel die Abschuppung der Haut sowie eine leichte weißliche Verfärbung auf, ein Hinweis darauf, daß die Abstoßung von totem Gewebe und die Austrocknung des Gewebes unter der Einwirkung des Teebaumöls in Gang gekommen waren. Es waren keine Zeichen einer Infektion zu sehen.

Juanita erzählte mir, daß sie zwei- bis dreimal täglich einige Tropfen Teebaumöl direkt auf die Geschwulst auftrug und daß Marshall diese Behandlung stets geduldig über sich ergehen ließ.

In den Anfangsstadien tritt das Sarkoid als eine schwarze, beulenartige Schwellung auf. Je nach Schwere des Virusbefalls erscheint die Schwellung etwa 1 cm erhöht. Ohne Behandlung kommt es unweigerlich zur Ausbreitung, weswegen eine baldmöglichste Therapie dringend erforderlich ist.

Die konventionelle Behandlung des Sarkoids besteht aus Injektionen mit virushaltigen Präparaten. Wie der Tierarzt jedoch zugab, sind erneute Virusinfektionen die Regel. Juanita ist nun sehr neugierig, ob die Behandlung mit Teebaumöl einen Rückfall verhindern kann. Sollte die Geschwulstbildung erneut einsetzen, kann sie das Teebaumöl anwenden, um dem Wachstum sofort Einhalt zu gebieten.

Juanita erzählte mir von einer anderen Erfahrung mit ihrem Pferd. Marshall hatte seinen rechten Huf so schwer geprellt, daß dieser überhaupt nicht mehr belastet werden konnte. Der Tierarzt empfahl, den Huf in Bittersalz zu baden. Juanita fügte dem Eimer mit der Bittersalzlösung einige Tropfen Teebaumöl hinzu und badete den Huf zweimal täglich einige Minuten lang in dieser Lösung. Innerhalb von drei Tagen war die Besserung unübersehbar, denn Marshall konnte den Huf wieder belasten. Die Entzündung und die Prellungen waren erheblich abgeklungen.

Bei einem ähnlichen Verfahren packt man den Huf in eine Art Stiefel, der als „Easyboot" bezeichnet wird, ein. Der Huf wird in mit Bittersalz und Teebaumöl getränkter Watte gehüllt. Darüber wird der „Stiefel" befestigt, so daß die Watte ein bis zwei Tage auf dem verletzten Huf verbleibt. Danach kann die verbrauchte Watte durch frisch getränkte ersetzt werden, und der „Easyboot" wird erneut an dem Huf befestigt. Mit dieser Methode klingen Entzündungen und alle Arten von Abszessen innerhalb von drei bis vier Tagen ab, so daß keine weitere Behandlung erforderlich ist.

Juanita und ihr Mann berichteten mir von der erfolgreichen Anwendung des Teebaumöls bei eingewachsenen Haaren auf dem Rücken der Pferde. Ich fragte, wie es dazu kommt, und sie erklärten, daß ein falsches Aufsetzen der Sattelunterlage gegen den natürlichen Haarverlauf zu einem Einwachsen der Haare führen kann. Die Einreibung einiger Tropfen Teebaumöl direkt an den betroffenen Haarpartien beugt Infektionen vor und hilft, die eingewachsenen Haare wieder herauswachsen zu lassen. Natürlich müssen eine ordentliche Pflege und die richtige Auflage der Sattelunterlage stets gewährleistet sein.

Kürzlich besuchte ich ein Arabergestüt in Scotsdale, Arizona, um mich mit den Pferdepflegern und Trainern über eine Pilzkrankheit zu unterhalten, die bei einigen Pferden beobachtet wurde. Diese Erkrankungen waren offensichtlich auf die besonders in Arizona üblichen, langen täglichen Aufenthalte im Stall – 22 oder 23 Stunden – und die anschließenden Trainingseinheiten in extremer Hitze zurückzuführen. Die Pferdepfleger hatten Teebaumöl bereits mit Erfolg angewandt. Eines der Pferde hatte einen ausgedehnten Pilzbefall an der Innenseite der Hinterhand. Bis ich die Gelegenheit bekam, das Pferd selber in Augenschein zu nehmen, war der befallene Bereich unter Abstoßung von alter Haut bereits getrocknet und im Abheilen begriffen.

Die Pferdebesitzer kennen noch eine weitere nützliche Anwendung des Teebaumöls, und zwar als Fliegenabwehrmittel. In Arizona steigt das Quecksilber im Sommer auf 40 °C und darüber, und bei dieser Hitze haben die Pferde unter den großen Schwärmen von Fliegen, besonders den Pferdebremsen, ganz erheblich zu leiden. Das Auftragen von unverdünntem Teebaumöl um die Augenpartien, am Kopf und am Körper hilft, die Fliegen fernzuhalten. Gleichzeitig beugt das Öl auch Infektionen oder Hautreizungen vor, die durch die Insektenstiche entstehen könnten.

Ein Brief vom 5. Februar 1988, den wir von Frau Karen Leucht aus Stapylton, Queensland, erhalten haben, belegt die Heilkraft des Teebaumöls bei der Behandlung von schweren Wunden:

„Am Neujahrsabend mußte eine meiner Stuten an der Schulter operiert werden. Innerhalb von einer Woche waren die Nähte aufgegangen und die Wunde war mit Staphylokokken infiziert. Es handelte sich um eine tiefe, das Gewebe und die Muskulatur durchdringende Wunde von der Größe eines kleinen Tellers. Der Tierarzt gab der Stute keine großen Überlebenschancen, denn die infizierte Wunde ließ sich nicht mehr vernähen, und die Staphylokokkeninfektion drohte sich über die Blutbahn auszubreiten.

*Ich begann, die Wunde mit Teebaumöl zu besprühen, und inner-
halb von 14 Tagen war diese vollkommen verheilt, wobei ledig-
lich noch eine 2 bis 4 cm große Narbe zu sehen war. Das Teebaumöl hatte keinerlei Reizungen am Granulationsgewebe verursacht. Ich muß sagen, daß diese Heilkraft ans Wunderbare
grenzt. Mein Tierarzt sowie andere Tierärzte aus unserer Gegend sind erstaunt und haben um Abzüge von meinen Fotografien
gebeten, damit sie das Öl weiterempfehlen können."*

Hunde- und Katzenpflege

Als ich in Santa Barbara lebte, machte ich die Entdeckung,
daß viele Hunde und Katzen ganz entsetzlich unter Allergien
leiden, die den sogenannten „Santa-Barbara-Juckreiz" erzeugen.
Meine 14jährige Katze, Pepper, wurde durch den ständigen Juckreiz fast verrückt. Jetzt schlug die Stunde des Teebaumöls. Ich
habe einige mit Wasser verdünnte Tropfen vorsichtig auf ihr Fell
aufgetragen. Die einsetzende Erleichterung war fast mit Händen
zu greifen.

Teebaumöl ist auch ein ausgezeichnetes Mittel gegen Flöhe.
Man wird damit zwar nie alle Flöhe restlos beseitigen können,
aber das Besprühen der Teppiche mit einer Teebaumölmischung
hilft, die Plage in Schach zu halten. Ehe Sie Ihre Haustiere mit
einem Teebaumöl-Shampoo behandeln, sollten Sie ins Freie
gehen, damit die Flöhe dort und nicht im Haus abspringen. Das-
selbe gilt für das Bürsten des Fells mit Teebaumöl. Durch
wöchentliche Bäder mit einem Zusatz von Teebaumöl werden
Hautreizungen unter Kontrolle gehalten.

Vor vier Jahren wurde ich von meinem Freund Mark Blumenthal angerufen, der schon sehr lange im Naturkostbereich tätig
ist. Mark Blumenthal gibt eine Heft mit dem Namen *Herbal-
gram* heraus und ist als Autor zahlreicher in diversen amerikanischen Naturkostzeitschriften erscheinender Artikel bekannt. Er
bat mich um etwas Teebaumöl für die Behandlung einer Katze,
die ihm eines Tages zugelaufen war. Ein Flohhalsband hatte sich

in ihrem rechten, vorderen Lauf verfangen und solange an der Haut gerieben, bis die Stelle wundgescheuert und eine große, offene Fläche entstanden war. Mark entfernte das Halsband und trug eine reichliche Menge Teebaumöl auf. Neben einer Einreibung mit Beinwell und Lanolin wurde Teebaumöl für die Dauer von etwa zwei Wochen angewandt. Wie mir Mark berichtete, heilte die Wunde ohne jegliche Vernarbung ab.

Vor einiger Zeit erhielt ich einen Anruf aus einer Katzenklinik, bei dem mir die folgende interessante Begebenheit berichtet wurde:

Bei einigen Katzen waren schwere Fadenpilzerkrankungen (Tinea; Trichophytie) aufgetreten, und die Tiere litten unter anderem an Haarausfall, Depression und Übelkeit. Die konventionellen Medikamente waren mit schweren Nebenwirkungen behaftet (Zerstörung des Knochenmarks). Im Rahmen dieser Behandlung wird das Fell rasiert, es werden Schwefelbäder verabreicht und Blutuntersuchungen durchgeführt. Die traumatischen Auswirkungen dieser Maßnahmen kann man sich leicht ausmalen! Die Klinik entschloß sich zu einem Behandlungsversuch mit einer Mischung von Teebaumöl und Olivenöl, wobei schwarzes Walnußöl und Cajeputöl ebenfalls zum Einsatz kamen. Die Katzen sprachen auf die Behandlung gut an und zeigten eine sofortige Besserung.

Aus meinen Erfahrungen mit Katzen würde ich die Anwendung sehr kleiner Teebaumölmengen oder Verdünnungen mit Wasser oder einem kaltgepreßtem Öl wie Mandelöl empfehlen. Bei bestimmten Behandlungsmaßnahmen auf der Haut reagieren Katzen empfindlicher als Hunde.

Berichte

Im Frühjahr 1988 reichte die Direktorin der St. Ives Veterinary Clinic einen Versuchsbericht an die Thursday Plantation ein, einem führenden Erzeuger von australischen Teebaumöl-Produkten.

In den vorangegangenen 16 bis 18 Monaten waren Versuchsreihen mit einem von der Thursday Plantation zur Verfügung gestellten Teebaumöl-Shampoo durchgeführt worden. Die behandelten Tiere litten an einer Reihe von Hautkrankheiten, die meist von ausgesprochen allergischer Natur und/oder durch Juckreiz gekennzeichnet waren.

Anabelle Olsson, die Direktorin der Veterinärklinik, berichtete von den Behandlungserfolgen mit Teebaumöl-Shampoo als wirksamem Mittel gegen den oft quälenden Juckreiz. In 80 % der Fälle konnte der Juckreiz wesentlich gebessert oder gar beseitigt werden. Durch regelmäßige Anwendung des Shampoos konnte der Flohbefall unter Kontrolle gehalten und der allgemeine Zustand des Fells gebessert werden.

Die folgenden Fallberichte geben einen Eindruck von den von Annabelle Olsson berichteten Versuchsreihen:

1. Fall: 6 Jahre alte, sterilisierte Labradorhündin.
Vorgeschichte: Ekzeme und Flöhe.
Behandlung: Teebaumöl-Shampoo, einmal wöchentlich. Zustand des Fells innerhalb von zwei Wochen gebessert. Eine Spülung gegen Flöhe ist nur noch alle zwei Wochen erforderlich.

2. Fall: 10 Jahre alter kastrierter Kater.
Vorgeschichte: Chronische Dermatitis und Fleckekzeme hinter den Ohren.
Behandlung: Teebaumöl-Shampoo in ein- bis zweiwöchentlichem Abstand. Unverdünntes Teebaumöl wird auch direkt aufgetragen. Die Dermatitis ging in geradezu dramatischer Weise zurück.

3. Fall: 4 Jahre alte sterilisierte Hündin („australischer Rinderhund").
Vorgeschichte: Flohallergie und Trauma.
Behandung: Wöchentliche Behandlung mit Teebaumöl-Shampoo. In den letzten 6 Monaten wurden kaum noch Flöhe gefunden.

4. Fall: 14 Jahre alter Pekinese; Rüde.
Vorgeschichte: Durch Pilzbefall verursachte Läsionen am Hals und an der Brust.
Behandlung: Tägliche Anwendungen von Teebaumöl-Shampoo. Teebaumöl wird nach dem Bad aufgetragen. Innerhalb von fünf Tagen ist eine eindrucksvolle Besserung festzustellen. Innerhalb von drei Wochen sind alle Schäden vollkommen abgeheilt.

5. Fall: Cockerspaniel-Pudelmischling; 8 Jahre alter Rüde.
Vorgeschichte: Chronische, durch Flohallergie verursachte Dermatitis. Das Tier beißt sich ständig in den Schwanz.
Behandlung: Die Reinigung mit Jodtinktur und zweimal wöchentliche Anwendung von Teebaumöl-Shampoo erzielen innerhalb von zwei Wochen eine wesentliche Besserung.

6. Fall: 9 Jahre alte sterilisierte Golden-Retriever-Hündin.
Vorgeschichte: Es handelt sich um ein nervöses Tier mit Hautallergien, das im Sommer stark von Flöhen befallen wird.
Behandlung: Zweimal wöchentlich Anwendungen von Teebaumöl-Shampoo. Der Besitzer bricht die Behandlung gegen den Rat des Tierarztes ab.

7. Fall: Labrador-Settermischling, 8 Jahre alter Rüde.
Vorgeschichte: Chronischer Juckreiz und Haarverlust am Rumpf, den Flanken, Hinterläufen und am Bauch.
Behandlung: Wöchentliche Anwendungen von Teebaumöl-Shampoo. Innerhalb von drei Wochen stellt sich neuer Haarwuchs ein. Nach sechs Monaten hat das Tier wieder ein gesundes Fell und wird regelmäßig mit Teebaumöl-Shampoo gepflegt.

8. Fall: 14 Jahre alter kastrierter Kater.
Vorgeschichte: Durch Flohallergie verursachte Dermatitis.
Behandlung: Teebaumöl-Shampoo, ein- bis zweimal wöchentlich. Innerhalb von zwei Wochen setzt bereits neuer Haarwuchs ein.

Es ist zu beachten, daß die Tiere in allen acht Fällen bereits Medikamente wie Megoestrol oder Prednisolone im Rahmen vorangegangener Behandlungen erhalten hatten. In manchen Fällen wurde die Verabreichung von Steroiden noch für eine kurze Zeit beibehalten. Bei der Heilung der behandelten Tiere spielen vorbeugende Maßnahmen wie eine gesunde Ernährung und saubere Haltungsbedingungen ebenfalls eine wichtige Rolle.

Produkte auf der Basis von Teebaumöl

Seifen

Teebaumöl-Seife hat sich bei Hautunreinheiten, Reizerscheinungen und als allgemeines antiseptisches Mittel als sehr wirksam erwiesen. Viele Personen mit empfindlicher Haut loben die Tatsache, daß die Seife ihre Wirkung mild und schonend entfaltet und keinerlei Hautreizungen verursacht. Der tägliche Gebrauch der Seife ist eine empfehlenswerte Maßnahme bei Akne, Schnittwunden, Abschürfungen, Fußkrankheiten, durch Pilzbefall verursachte Reizungen und Hautausschlägen.

Shampoo

Teebaumöl-Shampoos sind sehr hilfreich bei Schuppen, jukkender Kopfhaut, Trichophytie (Fadenpilzerkrankungen), Kopfläusen und übermäßiger Talgdrüsensekretion (Sebohrroe) (siehe Kapitel 6). Teebaumöl-Shampoos eignen sich für die eine tägliche Anwendung, entfalten aber auch eine wohltuende Wirkung im Wechsel mit anderen aus Natursubstanzen zusammengesetzten Shampoos.

Antiseptische Salbe

Es handelt sich um ein Präparat mit einem Mindestanteil von 5 % Teebaumöl, das die Heilung von Windelekzemen, Schnittverletzungen, Moskitostichen, Sonnenstich, Hautausschlägen,

Fußpilzerkrankungen und einer Anzahl von anderen Hautreizungen fördert.

Spülungen

Aufgrund von Ernährungsfehlern, Streß, wiederholten oder fortgesetzten Antibiotikabehandlungen und unhygienischen Lebensverhältnissen ist ein ständiger Anstieg von Hefe- und Candidainfektionen zu verzeichnen (siehe Kapitel 3, Bericht des französischen Arztes Dr. Belaiche aus dem Jahr 1985). Zäpfchen mit Teebaumöl können in die Scheide eingeführt und zur Behandlung von Beschwerden wie Hämorrhoiden auch rektal eingesetzt werden. Eine 2%ige Teebaumöl-Lösung auf Kakaobutterbasis hat sich als wirksames, infektionshemmendes Mittel erwiesen, das keinerlei negative Auswirkungen auf die physiologische Bakterienflora entfaltet.

Die Anwendungen von Spülungen mit Teebaumöl sollten unter ärztlicher Aufsicht durchgeführt werden. Diese Anwendungen haben sich bei verschiedenen Infektionen bewährt. Spülungen mit einer Lösung aus 8 bis 10 Tropfen Öl auf einen halben Liter gereinigtes oder destilliertes Wasser, die in den Intervallen zwischen den Zäpfchenanwendungen durchgeführt werden, wirken Reizungen, Schmerzen und Infektionen entgegen.

Teebaumöl-Zahnpasta

Teebaumöl-Zahnpasta ist ein nützliches Mittel bei Zahnfleischentzündungen, Mundgeruch, zur Reduzierung der Plaquebildung und bei Zahnfleischeiterungen sowie im Bereich der Zahnchirurgie (siehe Fallbeispiele, Kapitel 5). Viele australische Zahnärzte verwenden Teebaumöl zur Mundspülung und Desinfektion von kariösen Stellen vor dem Einsetzen von Füllungen. Wie Studien gezeigt haben, wirken zwei tägliche Mundspülungen mit einigen Tropfen Teebaumöl hemmend auf das Bakterienwachstum. Es liegen zahlreiche Berichte über die ausgezeichnete Wirkung bei Zahnfleischbluten und der Reduzierung von Plaquebildung vor. Aufgrund dieser günstigen Eigenschaften bieten Zahnpflegeprodukte mit Teebaumöl große Vorteile.

Deodorant mit Teebaumöl

Viele der marktüblichen Deodorantprodukte enthalten Aluminium und andere möglicherweise bedenkliche Stoffe. Dies ist ein weiterer Bereich, wo Teebaumöl eine gesündere, verträglichere Alternative darstellt. Da Teebaumöl eine 10- bis 13mal stärkere Wirkung als Phenol (an dem früher alle Desinfektionsmittel weltweit gemessen wurden) entfaltet, dürfte seine Anwendung einer unerwünschten Bakterienvermehrung entgegenwirken und die rasche Abheilung von Rasurbrand und Rasurverletzung fördern.

Juckreizlindernde Shampoos für Haustiere

Hautallergien bei Tieren sind mit Juckreiz und Hautschürfungen verbunden. Viele Tiere kratzen sich so heftig, daß wunde, entzündete oder gar blutende Stellen entstehen. Die ein- bis zweimalige Anwendung von Teebaumöl-Shampoo pro Woche fördert die Abheilung gereizter Hautpartien, unterbindet den quälenden Juckreiz und verhilft zu einem gesunden Fell. Einige Tropfen Teebaumöl, die direkt auf die infizierten Stellen aufgetragen werden, beschleunigen die Heilung. Das Öl kann täglich eingesetzt werden. Mit Teebaumöl benetzte Zecken ziehen sich häufig aus der Haut zurück. Flohbefall läßt sich ebenfalls eindämmen. Lassen Sie das Shampoo drei bis fünf Minuten vor dem Spülen einwirken. Teebaumöl-Shampoos leisten bei Hunden, Katzen und Pferden gleichermaßen gute Dienste und sind eine ausgezeichnete Alternative zu den toxischen Mitteln und Verfahren, die in vielen tierärztlichen Praxen die Regel sind.

Der Markt für Teebaumöl-Produkte

Einige australische und amerikanische Firmen stellen bereits eine breite Palette von Produkten her und nehmen das Öl in bestehende oder neue Rezepturen und Formeln auf. In den Vereinigten Staaten tauchen zahlreiche Sonnenschutzmittel, Mundspülungen, Pastillen, Lutschtabletten, Massageöle, Salben und Lotionen mit Teebaumöl in den Regalen der Naturkostgeschäfte auf. Es gibt sogar eine Firma, deren Sortiment bereits 60 Produkte mit Teebaumöl umfaßt einschließlich biologisch abbaubarer Haushaltsreinigungsmittel.

Teebaumöl wird von Chiropraktikern wegen seiner muskelentspannenden Wirkung und seiner wohltuenden, lindernden Eigenschaften bei Hautreizungen geschätzt. Teebaumölsalben stellen eine wirksame Hilfe bei Muskelschmerzen dar und sind bei Laien und den Vertretern der Heilberufe gleichermaßen beliebt. Australische Naturheilkundige (Naturopaths) setzen Teebaumöl bereits seit geraumer Zeit gegen Soor ein. In der Schweiz wird das Öl verwendet, um der Ausbreitung von Erregern und Bakterien in Krankenhäusern entgegenzuwirken. Ein australisches Industrieunternehmen stellt ein Produkt mit Teebaumöl her, das zur Desinfektion von Klimaanlagen und zur Vorbeugung gegen die Legionärskrankheit angeboten wird.

In der Zwischenzeit ist Teebaumöl auf den Massenmärkten nicht mehr zu übersehen. In Friseursalons tauchen die ersten Produkte mit Teebaumöl auf. Die ersten Versandhäuser bieten Teebaumöl-Produkte in ihren Katalogen an. In Anbetracht der zunehmenden Beliebtheit von pflanzlichen und naturheilkundlichen Mitteln und Erzeugnissen in breiten Bevölkerungsschichten eröffnen sich den Teebaumöl-Produkten vielversprechende Absatzmöglichkeiten in zahlreichen Marktsektoren.

101 verschiedene Einsatzmöglichkeiten für Teebaumöl

Kopf

Medizinische Haar- und Haarfollikel-Wäsche

Haare mit Teebaumöl-Shampoo (erhältlich in Reformhäusern oder bei einem Teebaumöl-Hersteller) oder mit einer Mischung aus herkömmlichem Shampoo und fünf bis zehn Tropfen Öl waschen. Anwendung täglich oder abwechselnd mit einem Haarshampoo auf pflanzlicher Basis. Direktes Einreiben einiger Tropfen Öl in die Kopfhaut löst verstopfte Haarfollikel.

Schuppen

Anwendung wie oben. Shampoo wenige Minuten einwirken lassen und mit klarem Wasser ausspülen.

Trockenes oder fettiges Haar

Fünf bis zehn Tropfen Öl direkt auf einzelne Haarsträhnen auftragen oder in die Kopfhaut einreiben. Siehe *Medizinische Haarwäsche*.

Kopfläuse

Teebaumöl-Shampoo, zusätzlich versetzt mit zehn Tropfen Teebaumöl, in das Haar einreiben und zehn Minuten einwirken lassen. Ausspülen. Behandlung ein- bis zweimal wöchentlich wiederholen. Kämme, Bürsten und Wäsche in einer Lösung aus Wasser und einigen Tropfen Teebaumöl einweichen lassen.

Juckende Kopfhaut

Kopf mit Teebaumöl-Shampoo waschen. Siehe *Trockenes oder fettiges Haar.*

Gerstenkörner

Zubereitung eines Kopfdampfbades mit warmen Wasser und fünf Tropfen Teebaumöl. Gesicht fünf Minuten über das dampfende Wasser halten.

Ohrenschmerzen

Eine geringe Menge warmes Olivenöl mit einigen Tropfen Teebaumöl vermischen und ins Ohr träufeln. Behandlung notfalls wiederholen.

Erkältung

Zehn Tropfen Öl mit Wasser vermischen, erhitzen und langsam inhalieren. Nachts zehn Tropfen Öl in Luftbefeuchter geben. Einige Tropfen Öl auf Stirn und Nase einreiben.

Nebenhöhlenentzündung (Sinusitis)

Siehe *Erkältung.*

Nasenulkus

Zwei bis drei Tropfen Teebaumöl mit einem Wattestäbchen auf die entzündeten Stellen auftragen.

Sekretstau in den oberen Luftwegen

Luftbefeuchter wie unter *Erkältung* verwenden. Einige Tropfen Öl auf einen heißen, feuchten Lappen auftragen, vor die Nase halten und fünf Minuten bei geschlossenem Mund atmen.

Gesicht

Akne
Zweimal täglich drei Tropfen Öl auf entzündete Stellen auftupfen. Reinigungslotion mit Öl vermischen. Feuchtigkeitscreme auftragen. Teebaumöl-Seifen und -lotionen sind in Reformhäusern oder direkt über den Hersteller erhältlich.

Nach der Rasur und nach Enthaarung
Einige Tropfen Öl oder Teebaumöl-Salbe auftragen. Gerötete Hautstellen klingen in der Regel innerhalb eines Tages ab. Zur Vermeidung von Schnittverletzungen empfiehlt es sich, das Öl direkt auf die Klinge aufzutragen. Teebaumöl-Salbe ist als After Shave zur Desinfektion und Entfernung eingewachsener Barthaare zu empfehlen.

Lippenherpes (Herpes simplex)
Zweimal täglich einige Tropfen Öl mit Wattestäbchen direkt auf die entzündeten Hautstellen auftragen. Zur Vermeidung erneuter Bläschenbildung ist das Öl bereits bei den ersten Anzeichen anzuwenden.

Lippengeschwür
Siehe *Lippenherpes*. Drei Tropfen Öl in ein Glas Wasser geben und an den entzündeten Stellen spülen.

Spröde Lippen
Teebaumöl-Feuchtigkeitscreme oder Teebaumöl-Salbe auftragen.

Sonnenbrand
Teebaumöl-Salbe und/oder einige Tropfen Öl mit Vitamin-E-, Mandel- oder Avocadoöl mischen. Zweimal täglich auftragen.

Zähne

Zahnfleischentzündung (Gingivitis)

Schmerzhafte oder geschwollene Zahnfleischbereiche mit Teebaumöl einreiben. Zweimal täglich drei bis fünf Tropfen Öl in ein kleines Glas mit Wasser geben und das Zahnfleisch damit spülen.

Zahnfleischbluten

Siehe *Zahnfleischentzündung (Gingivitis)*.

Plaque

Zähne mit Teebaumzahnöl-Zahnpasta putzen oder einige Tropfen Öl auf die Zahnbürste auftragen. Mund und Zähne zweimal täglich mit Teebaumöl-Mischung spülen beziehungsweise Zähne so oft wie möglich mit klarem Wasser drei bis fünf Minuten lang spülen. Zahnzwischenräume mit Teebaumöl-Zahnseide reinigen (in Reformhäusern erhältlich).

Zahnschmerzen

Mit Mundwasser gurgeln. Teebaumöl direkt auf den schmerzhaften oder erkrankten Zahn auftragen.

Abszesse

Zahnfleisch mit Öl einreiben; mit Mundwasser spülen.

Antiseptische Mundspülung

Drei bis fünf Tropfen in ein kleines Glas mit Wasser geben. Bei chronischem Zahnfleischbluten und Zahnbelag Mund zwei- bis dreimal täglich drei bis fünf Minuten lang mit Mundwasser spülen.

Hals/Rachen

Halsschmerzen
Fünf Tropfen Öl in warmes Wasser geben und zwei- bis dreimal täglich gurgeln.

Husten
Zehn Tropfen Teebaumöl in ein Dampfbad oder einen Luftbefeuchter geben und langsam inhalieren. Einige Hersteller führen Teebaumöl-Hustenpastillen (erhältlich in Reformhäusern).

Soor
Siehe *Halsschmerzen*.

Kehlkopfentzündung (Laryngitis)
Gurgeln wie oben.

Körper

Alle Anwendungen zwei- bis dreimal täglich mit der angegebenen Menge Teebaumöl.

Kleinere Verbrennungen
Verbrannte Hautstellen sofort ein bis zwei Minuten lang unter eiskaltes Wasser halten. Zur Vermeidung von Blasenbildung und Infektionen einige Tropfen Teebaumöl auftragen und gut einreiben. Verbrennungen mit Teebaumöl-Lotion behandeln; zweimal täglich wiederholen. Diese Behandlung beugt Blasenbildungen und Infektionen vor.

Kleinere Schnittwunden und Hautabschürfungen
Schnittwunden mit Teebaumöl-Seife waschen und einige Tropfen Öl und Teebaumöl-Lotion auftragen.

Abschürfungen gut reinigen und wie bei Schnittwunden verfahren.

Bronchialkatarrh
Fünf Tropfen Öl auf ein warmes, feuchtes Tuch auftragen und auf die Brust legen.

Emphysem
Teebaumöl in Luftbefeuchter oder Schüssel geben und inhalieren. Ebenfalls wie bei *Bronchialkatarrh* verfahren.

Insektenstiche
Öl auf betroffene Hautstellen auftragen. Zur Behandlung größerer Bezirke fünf Tropfen Teebaumöl mit kaltgepreßtem Öl, zum Beispiel Mandel-, Aprikosenkern- oder Avocadoöl, mischen. Teebaumöl-Lotion auftragen (in Reformhäusern erhältlich).

Insektenabwehrmittel
Zur Abwehr von Insekten Öl auf unbedeckte Körperstellen auftragen. Bei Bedarf wiederholen.

Sandflöhe
Einige Tropfen Öl auf die betroffenen Hautstellen auftragen. Für größere Bezirke Teebaumöl-Mischung oder -Salbe verwenden. Siehe *Insektenstiche*.

Dermatitis
Einen Teil Teebaumöl mit zehn Teilen eines anderen kaltgepreßten Öls mischen. Davon einige Tropfen in die betroffenen Hautpartien einreiben. Hautbezirke, die häufig Wasser ausgesetzt sind, mit Teebaumöl-Salbe einmassieren, um der Haut Feuchtigkeit zuzuführen. Mit Teebaumöl-Seife waschen.

Ekzeme

Betroffene Hautpartien trocknen und Teebaumöl auftragen und/
oder Teebaumöl-Lotion, -Salbe oder -Seife verwenden.

Psoriasis

Auf erkrankte Hautstellen auftragen. Siehe *Dermatitis* und
Ekzeme.

Hautausschläge

Teebaumöl oder -Lotion auftragen. Mit Teebaumöl-Seife
waschen.

Gürtelrose

Einen Teil Teebaumöl mit zehn Teilen eines anderen kaltgepreßten
Öls, zum Beispiel Oliven- oder Mandelöl, mischen. Bis zum
Abklingen der Schmerzen zwei- bis dreimal täglich die erwärmte
Mischung auf die schmerzhaften Hautpartien auftragen.

Giftsumachdermatitiden (Rhus toxicodendron und Rhus quercifolia)

Betroffene Hautpartien zweimal täglich mit Teebaumöl – oder
einer Mischung aus Teebaumöl und kaltgepreßtem Öl – einreiben
und Teebaumöl-Lotion oder -Salbe verwenden.

Zecken- und Blutegelbisse

Öl auf Parasiten auftupfen und diese entfernen. Zur Desinfektion
und Linderung Öl zusätzlich auf die Bißstelle auftragen.

Verstauchungen

Öl in verstauchte Gelenke einmassieren. Siehe *Gürtelrose*. Zehn
Tropfen Öl in Wasser geben und verstauchten Körperteil darin
baden.

Rheuma und Ischias

Teebaumöl mit kaltgepreßtem Öl mischen und erwärmen. Auf schmerzhafte Körperstellen auftragen.

Ulkus Tropicum

Öl zwei- bis dreimal täglich direkt auftupfen.

Nesselfieber

Juckende Hautpartien mit Teebaumöl oder -Lotion einreiben.

Hornhaut

Öl direkt auftragen und zusätzlich mit Teebaumöl-Lotion oder -Salbe einreiben.

Warzen

Warze bis zum Austrocknen immer wieder mit Öl betupfen. Behandlung je nach Bedarf über mehrere Wochen fortsetzen.

Fadenpilzerkrankung

Öl unverdünnt zweimal täglich auf erkrankte Hautpartien auftragen.

Nagelgeschwür (Panaritium, Paronychie)

Öl unverdünnt auf entzündete Stellen und Nagelhaut auftupfen und gut einreiben. Nicht abspülen. Die entzündeten Partien können auch täglich fünf Minuten in Oliven- oder Mandelöl, das mit einigen Tropfen Teebaumöl versetzt wurde, gebadet werden.

Nagelbad

Nagellack entfernen, Nagelfläche glätten und Nägel in gewünschte Form bringen. Teebaumöl-Hand- und -Körperlotion erwärmen und Nägel fünf Minuten einweichen lassen. Lotion in Nagelhaut und Finger einmassieren. Überschüssige Lotion mit sauberem Tuch entfernen.

Muskelschmerzen

Teebaumöl direkt auf die schmerzenden Muskeln auftragen und einreiben oder fünf Tropfen Öl mit Mandelöl vermischen und erwärmen. Warmes Öl einreiben.

Hämatome

Öl zweimal täglich auf die Hämatome auftragen und gut einmassieren.

Blasen

Öl direkt auf die Blasen tupfen und gut verreiben. Anwendung zweimal täglich.

Beine und Füße

Fußpilz

Unverdünntes Öl oder mit Olivenöl vermischtes Teebaumöl auf die betroffenen Bezirke auftragen und einreiben, oder fünf Tropfen Öl in ein Wasserbad geben und Füße darin baden. Anschließend Füße gut abtrocknen und Teebaumöl-Lotion auftragen.

Hühneraugen und Hornhaut

Einige Tropfen Teebaumöl mit Olivenöl vermischen. Auf die verhornten Hautpartien auftragen und gut einmassieren. Sehr hilfreich ist es auch, die verhornten Stellen in einer Mischung aus fünf Tropfen Teebaumöl und Oliven- oder Mandelöl in einem Fußbad fünf Minuten einzuweichen.

Plantarwarzen

Siehe *Hühneraugen und Hornhaut.*

Nach der Rasur und nach Enthaarung

Einige Tropfen unverdünntes Öl auf Beine und Bikinizone auf-

87

tragen und einreiben. Anschließend Teebaumöl-Lotion oder
-Salbe verwenden. Die Rötung klingt im allgemeinen innerhalb
eines Tages ab.

Beingeschwüre

Wenig unverdünntes Teebaumöl auf die betroffenen Hautstellen
auftupfen und einreiben. Bei anhaltender Entzündung Lotion oder
Salbe anstelle des unverdünnten Öls verwenden.

Körperpflege

Reinigung des Intimbereichs

Acht bis zehn Tropfen Teebaumöl in einen halben Liter destilliertes oder gefiltertes Wasser geben und den Intimbereich damit
spülen, oder zehn Tropfen Öl in warmes Badewasser geben und
ein 20minütiges Sitzbad nehmen.

Pilzinfektionen

Spülung wie oben. Die Behandlung kann täglich bis zum Abklingen oder Verschwinden der Symptome fortgesetzt werden. Zwischen den Spülungen einen mit einigen Tropfen Teebaumöl be-
träufelten Tampon in die Scheide einführen und 24 Stunden wirken lassen. In manchen Fällen kann es zu leichten Hautreizungen
kommen.

Herpesläsionen

Zweimal täglich nur wenige Tropfen Teebaumöl unverdünnt oder
mit Vitamin-E-Öl vermischt auf die betroffenen Stellen auftragen.
Bei anhaltenden Beschwerden Behandlung abbrechen.

Hämorrhoiden

Einige Tropfen unverdünntes Teebaumöl, Teebaumöl-Lotion oder
-Salbe direkt auftragen, oder zehn Tropfen Öl in ein Sitzbad

geben. Bei starker Schwellung sind Teebaumöl-Zäpfchen zu empfehlen.

Eierstockzysten (Ovarialzysten)

Falls im Reformhaus erhältlich, empfiehlt sich die Anwendung
von Teebaumöl-Zäpfchen; die beim Schmelzen freigesetzten
Wirkstoffe können eine Verkleinerung der Zysten bewirken. Falls
Zäpfchen nicht verfügbar sind, einen mit Teebaumöl getränkten
Tampon in die Scheide einführen und 24 Stunden wirken lassen.
Die Anwendung kann täglich wiederholt werden. Bei anhaltender
Symptomatik ist ärztlicher Rat erforderlich.

Enthaarung

Vor dem Enthaaren drei bis fünf Tropfen unverdünntes Öl auf
die zu enthaarenden Körperpartien auftragen und trocknen lassen. Nach der Behandlung Öl wiederholt auftupfen und gerötete
Stellen mit Teebaumöl-Lotion einreiben. Zweimal täglich wiederholen. Rötung und Schwellungen klingen innerhalb von 24 Stunden ab. Einzelne Härchen verwachsen weniger häufig.

Reine Haut

Erfahrungen haben gezeigt, daß Teebaumöl in die Zellebene der
Haut eindringt und auf diese einwirkt. Zur Förderung der Spann-
kraft der Haut und zur Unterstützung des natürlichen Feuchtig-
keitshaushaltes können Sie Ihrer Tages- oder Nachtcreme einige
Tropfen Öl hinzufügen.

Haushaltspflege

Viren und Bakterien sind in jedem Haushalt zu finden. Allergische Reaktionen auf synthetische Haushaltswaren und Teppiche,
Tierhaare, Putzmittel und Farbe sind heutzutage weit verbreitet
(von Faktoren wie Radongas ganz zu schweigen). Die nächste-

henden Anwendungen von Teebaumöl im Haushalt zeigen, wie Sie für eine gesunde häusliche Umgebung sorgen können.

Desinfektionsmittel

Einige Teebaumöl-Hersteller bringen desinfizierende Wasch-pulver und Geschirrspülmittel und ebensolche Haushaltsreiniger auf den Markt. Teebaumöl wirkt stark antiseptisch und ist nach-weislich zehn- bis dreizehnmal stärker das führende chemische Antiseptikum Phenol (Karbolsäure). Die Haushaltspflege mit Teebaumöl gewährleistet eine natürlich saubere Umgebung für die ganze Familie.

Haushaltsreinigung

Teebaumöl-Reinigungsmittel können im gesamten Haushalt ein-gesetzt werden. Da Teebaumöl ein natürliches Antiseptikum ist, bleibt Ihr Haushalt stets frisch und sauber.

Luftbefeuchtung

Wie bereits erwähnt, reinigt Teebaumöl – dem Luftbefeuchter zugegeben – die Luft und verbreitet einen angenehmen, frischen Duft.

Verwendung von Duftlampen

Einige Tropfen Teebaumöl, in eine Duftlampe gegeben, sorgen für frischen Duft in allen Räumen. Besonders angenehm ist die Verwendung während einer Massage.

Verdampfung

Zehn Tropfen unverdünntes Öl in einen Verdampfer mit Wasser geben und diesen im Raum stehen lassen. Diese Anwendung lindert Allergien, Kopfschmerzen, Erkältung und hilft bei verstopften Atemwegen.

Badezusatz

Zehn Tropfen Öl ins warme Badewasser geben. Die pflegenden, hautglättenden Eigenschaften des Teebaumöls verleihen Ihrer Haut nach einem 20minütigen Bad neue Geschmeidigkeit und Frische.

Wundliegen

Bettlägerigen Personen hilft die Anwendung kleinerer Mengen Teebaumöl zur Schmerzlinderung der wunden Stellen. Eine kleine Menge Öl wird mit Mandel- oder Olivenöl gemischt und eingerieben.

Säuglingspflege

Säuglinge haben eine sehr empfindliche Haut. Bei Säuglingen dürfen daher nur sehr geringe Mengen des unverdünnten Öls verwendet werden.

Raumspray und -Desinfektion

Geben Sie einige Tropfen Öl in eine Duftlampe, einen Luftbefeuchter, Verdampfer oder in eine Schüssel voll Wasser und plazieren Sie diese(n) im Kinderzimmer. Diese Anwendungen sorgen für ein wunderbares, wohltuendes Raumklima.

Windelreinigung

20 Tropfen unverdünntes Öl oder eine wasserlösliche Rezeptur in vier Liter Wasser geben. Windeln über Nacht einweichen lassen. Einige Hersteller führen auch Säuglingspflege-Produkte mit Teebaumöl.

Stillen

Bei schmerzenden, trockenen oder rissigen Brüsten wenig Teebaumöl-Lotion auftragen und einreiben.

Wundsein

UNVERDÜNNTES TEEBAUMÖL NIEMALS IM WINDELBEREICH ANWENDEN!
Verwenden Sie statt dessen Teebaumöl-Salbe bei jedem Wechseln der Windel bis zum Abklingen der Rötung.

Milchschorf

Fünf Tropfen unverdünntes Öl mit Olivenöl mischen, in die Kopfhaut einreiben und fünf Minuten einwirken lassen. Kopf anschließend mit Teebaumöl-Shampoo waschen und mit klarem Wasser spülen. Shampoo nicht in die Augen bringen.

Ohrenentzündungen

Fünf bis zehn Tropfen Teebaumöl mit einem Teelöffel Mandel- oder Olivenöl mischen und erwärmen. Tropfenweise in das Ohr einträufeln. Anwendung bei Bedarf wiederholen.

Insektenstiche

Einige Tropfen Öl direkt auf die Stichwunde auftupfen. Teebaumöl-Lotion auf die umliegenden Hautpartien auftragen.

Hautreizungen

Siehe *Insektenstiche*. Das Öl sollte nicht für größere Flächen verwendet werden, statt dessen empfehlen wir die Anwendung von Teebaumöl-Lotion oder -Salbe.

Erkältungen

Zehn Tropfen unverdünntes Öl in eine Schüssel mit heißem Wasser oder in einen Verdampfer geben und über Nacht im Kinderzimmer stehen lassen. Ein mit Teebaumöl beträufeltes Taschentuch unter dem Kopfkissen des Säuglings entfaltet dieselbe Wirkung.

Pflege von Katzen und Hunden

Flöhe
Einige Tropfen Öl direkt in das Fell einreiben. Für Katzen empfiehlt es sich, das Teebaumöl mit einem anderen Öl zu mischen, da Katzen empfindlich auf unverdünntes Öl reagieren können. Anwendung im Freien durchführen. Falls möglich, Tier mit Teebaumöl-Shampoo baden. Fell regelmäßig bürsten.

Allergische Hautreaktionen
Flöhe und andere Blutsauger verursachen oft allergische Hautreaktionen, die mit Juckreiz einhergehen. Zur Linderung gelten die gleichen Maßnahmen wie unter *Flöhe*.

Zeckenbisse
Einige Tropfen Öl direkt auf die Zecken auftragen und ca. eine Minute einwirken lassen. Zecken mit Pinzette entfernen. Teebaumöl-Lotion auftragen, um Anschwellen und Infektion der Bißwunde zu verhindern.

Ohrmilben
Einige Tropfen unverdünntes Öl mit Wattestäbchen direkt auf das Ohr auftupfen.

Fleckenekzeme
Unverdünntes Öl auf das Fell auftragen und gut einreiben.

Pilzbefall
Zweimal täglich unverdünntes Teebaumöl direkt auf die erkrankten Partien auftragen. Teebaumöl-Lotion bringt ebenfalls lindernde Wirkung.

Schnitte und Verletzungen

Einige Verletzungen erfordern unmittelbare tierärztliche Versorgung. Handelt es sich jedoch um kleinere Verletzungen, einige Tropfen Öl auf die Hautläsion auftragen.

Fellpflege

Fell täglich bürsten und mit einigen Tropfen Öl besprühen; regelmäßig baden.

Pferde und größere Tiere

Satteldruckstellen

Nach dem Striegeln Teebaumöl-Salbe auf Druckstelle auftragen.

Wunden

Unverdünntes Öl direkt auf die Wunde auftupfen. Ein- bis zweimal täglich wiederholen. Durch Schorfbildung vermindern sich Schwellung und Entzündung der Wunde.

Hufverletzungen

Unverdünntes Teebaumöl oder -Salbe zwei- bis dreimal täglich auf Huf und Umgebung auftragen.

Insektenstiche/Insektenabwehrmittel

Insektenstich mit einigen Tropfen Öl betupfen. 10 bis 20 Tropfen einer wasserlöslichen Rezeptur aus Teebaumöl (in Reformhäusern erhältlich) und Wasser mischen und in einen Zerstäuber füllen. Ohren, Mähne und Schwanz so oft einsprühen wie erforderlich.

Pilze und Viren

Pilze vermehren sich sehr schnell, und Viren können chronische Leiden verursachen. Beim Auftreten der ersten Symptome Teebaumöl unmittelbar zwei- bis dreimal täglich verwenden.

Parasitenbefall
Einige Tropfen Öl auf die betroffenen Stellen auftragen und gut einreiben. Bei Bedarf wiederholen.

Pferdewäsche
Shampoo mit zehn Tropfen Öl mischen und Pferd waschen. Verleiht ein glänzendes Fell, vermindert Hautreizungen und trägt zum allgemeinen Wohlbefinden des Tieres bei. Fertige Tierpflegeprodukte sind auch erhältlich.

Aromatherapie

Die Verwendung von Teebaumöl wird in Robert Tisserands Büchern *„Aromatherapy for Everyone"* und *„The Art of Aromatherapy"* näher beschrieben (erhältlich in Buchhandlungen und Reformhäusern).

Massage
5 bis 10 Tropfen Teebaumöl, vermischt mit einem Massageöl, lindern Muskelschmerzen und verleihen ein angenehm frisches Körpergefühl.

Verdampfung
Gibt man einige Tropfen Teebaumöl in einen Verdampfer und stellt diesen in ein Krankenzimmer, sorgt die verdampfende Flüssigkeit für gereinigte Luft und frischen Duft. Auch das Einatmen der Dämpfe wirkt günstig auf den Patienten.

Luftbefeuchtung
Angenehme Luftfeuchtigkeit innerhalb des Hauses trägt zum Wohlbefinden jedes Familienmitgliedes bei. Gibt man 10 bis 20 Tropfen Teebaumöl in einen mit Wasser gefüllten Luftbefeuchter, wird die Raumluft angenehm erfrischt.

Desodorisation

Zehn bis zwanzig Tropfen unverdünntes Teebaumöl in einen Vernebler, Luftbefeuchter, Verdampfer oder in eine Duftlampe geben.

Anhang

Teebaumöl-Hersteller

Nachfolgend finden Sie einige US-amerikanische Hersteller, die eine breite Palette von Teebaumöl und den daraus erzeugten Produkten vertreiben. Teebaumprodukte sind in Reformhäusern und über unabhängige Distributoren erhältlich.

Aura Cacia	Öle
Australian BodyCare	Öl, Körperpflegeprodukte, Säuglingspflegeproduke
Desert Essence	Öl, Körper- und Zahnpflegeprodukte
Frontier Cooperative Herbs	Öle
Herb Pharm	Öle
Jasons	Öl, Körperpflegeprodukte
Melacorp of Australia	Öl, Tierpflegeprodukte
Melaleuca, Inc.	Körperpflegeprodukte, Haushaltsreinigungsmittel
Thursday Plantation	Öl, Körper-, Zahn- und Tierpflegeprodukte
Tri-Sun	Öl

Tagesdiagramm

Befinden	Mo	Di	Mi	Do	Fr	Sa	So
VM							
NM							

VM = Vormittag   NM = Nachmittag

Tagesdiagramm

Befinden	Mo	Di	Mi	Do	Fr	Sa	So
VM							
NM							

VM = Vormittag   NM = Nachmittag

Notizen

Notizen

Glossar A

Teebaumöl und die daraus hergestellten Produkte können für nachfolgende Anwendungsbereiche eingesetzt werden. Das Öl bitte sparsam verwenden und direkt auf die zu behandelnde Stelle auftragen. Bei Bedarf verdünnen.

Arthritis: Entzündung eines oder mehrerer Gelenke. Schwellung und Rötung der Haut; resultiert in asymmetrischen Bewegungsabläufen. **1. Osteoarthritis:** chronischer Verlauf; der vor allem die tragenden Gelenke betrifft. **2. Polyarthritis:** chronischer und systematischer Verlauf, charakterisiert durch abwechselnde Entzündungsherde, die oft eine schwere Deformität der Gelenke nach sich ziehen können.

Candida albicans: Hefeähnlicher Pilz, der in Vagina und Verdauungstrakt natürlich vorkommt. Ovale bis rundliche Form, vermehrt sich durch Sprossung. Kann durch unkontrollierte Vermehrung in feuchten Körpergegenden wie Mund, Lunge, Vagina, Haut, Nägel oder Eingeweide Soor (Candidiasis) hervorrufen.

Dermatitis: Entzündung der Haut mit externen Ursachen. Rötliche, juckende Hautpartien und Blasenbildung. Zu den möglichen Ursachen gehören Seifen, Waschmittel, Sonnenlicht, Allergien und starke Schweißabsonderung aufgrund hoher Temperaturen. 70 % der Fälle sind erblich bedingt.

Furunkel: Lokale Schwellung und Entzündung der Haut, hervorgerufen durch Infektion der Talgdrüsen.

Giftsumachdermatitiden durch Rhus toxicodendron: Reizungen und Sensibilisierung der Haut, die durch Kontakt mit dem Harz des Giftsumach verursacht werden. Hautreaktionen können mehrere Stunden bis mehrere Tage lang nach der Berührung der Pflanze in Erscheinung treten. Die aufplatzenden Bläschen nässen und verkrusten anschließend.

Giftsumach (Rhus quercifolia): Gehört zur Familie der Kletterweine; verwandt mit Rhus toxicodendron.

Gingivitis: Zahnfleischentzündung mit Rötung, Schwellung und Zahnfleischbluten.

Gürtelrose (Herpes zoster): Schmerzhafte Virusinfektion des Nervensystems mit Blasenbildung. Die Bläschen klingen gewöhnlich innerhalb von drei Wochen ab. Das Herpes-zoster-Virus verursacht auch Windpocken bei Kindern.

Hautausschläge: Typisch sind Rötungen und geringfügige Hauterhebungen.

Hämorrhoiden: Erweiterte Venen in den Analwänden aufgrund von Konstipation oder Diarrhoe.

Hühnerauge (Clavus): Harte und verdickte Hautstelle auf oder zwischen den Zehen. Kann sich in der Form einer umgekehrten Pyramide in tiefere Hautschichten fortpflanzen und Schmerzen verursachen.

Karbunkel: Ansammlung von mehreren dicht nebeneinander stehenden Furunkeln. Erreger: Staphylococcus aureus. Starke Schorfbildung; charakteristische rote, von gespannter Haut überzogene, schmerzhafte Knoten mit Eiterabsonderung. Besonders an Nacken, oberem Rücken und Gesäß.

Krätze (Sarcoptes scabiei): Durch Krätzemilben hervorgerufene Hautentzündung. Starker Juckreiz (vor allem nachts), rote Papeln und Sekundärinfektion. Das Milbenweibchen dringt in die Oberhaut ein, gräbt Gänge und legt dort seine Eier ab. Besonders an Leisten, Penis, Brustwarzen und Fingerzwischenräumen. Kleider und Bettwäsche sollten desinfiziert werden.

Lippenherpes (Herpes simplex): Virusinfektion, die Hautentzündungen vor allem an Mund und Lippen hervorruft. Charakteristische Ansammlung kleinerer Blasen.

Milchschorf – Neugeborenendermatitis: Dicke, gelbliche Krusten manifestieren sich vor allem auf Kopfhaut und Gesicht. Hautabschuppung hinter den Ohren.

Nasengeschwür: Läsionen der Nasenschleimhaut, die mit Schorfbildung oder entzündetem Gewebe einhergehen.

Nebenhöhlenentzündung (Sinusitis): Entzündung der von der Nase her zugänglichen und mit Schleimhaut ausgekleideten Nebenhöhlen; oft Folge einer Erkältung; Symptomatik: Kopfschmerzen, Druckschmerz.

Plantarwarzen (Verrucae plantares): An den Fußsohlen – vor allem im Bereich der Zehen – befindliche Warzen, die durch ein Virus verursacht werden und Druckschmerz auslösen.

Psoriasis: Chronische Hautkrankheit; juckende und sich schuppende rote Hautstellen vor allem an Ellbogen, Unterarmen, Knien, Beinen und Kopfhaut. Häufigkeit: 1 % bis 2 % der Bevölkerung.

Ulkus tropicum: Ein schmerzloses Geschwür der unteren Extremitäten (Füße oder Beine), das oft in feucht-heißem Klima in Erscheinung tritt. Bakterielle, ernährungs- oder umweltbedingte Ursachen. Für gewöhnlich entsteht eine große, offene Wunde mit anschließender Schorfbildung.

Warzen (Verrucae): Kleine, (meist harte) gutartige Neubildungen der Haut, die durch ein Virus verursacht werden. Besonders an Händen, Fingern, Gesicht, Ellbogen und Knien.

Zecke: Blutsaugender Parasit aus der Familie der Arthropoden (wie auch Milben). Zeckenbisse können Hautläsionen hervorrufen.

Bei anhaltenden Beschwerden Behandlung abbrechen und Arzt aufsuchen.

Glossar B

Teebaumöl – Melaleuca alternifolia

Zusammensetzung: Natürlich vorkommendes essentielles Öl. Teebaumöl ist farblos bis hellgelb und wird durch Destillation aus den Blättern der Melaleuca alternifolia gewonnen. Es besteht in erster Linie aus Terpinenen, Cymonen, Pinenen, Terpineolen, Cineol, Sesquiterpenen und Sesquiterpenalkoholen und verfügt über einen angenehmen Geruch und leicht terpentinartigen Geschmack.

Wirkungsweise: Unverdünntes Teebaumöl, das dem australischen (1985 überprüften) Standard A.S.D 175 entspricht, dient als hochwirksames, breitspektrales Antiseptikum mit fungizider und bakterizider Wirkung. Die bakterizide Wirkungsweise des Öls kommt in Verbindung mit Blut, Serum, Eiter und nekrotischem Gewebe am stärksten zum Tragen. Teebaumöl dringt tief in infiziertes Gewebe und Eiter ein. Unter dem sich bildenden Schorf entsteht anschließend gesundes Gewebe. Das Öl der Melaleuca alternifolia ist nur geringfügig toxisch und selbst für empfindliche Gewebearten nichtreizend. Aufgrund seines geringen Cineolgehalts verfügt Teebaumöl über weniger toxische und reizende Eigenschaften als Eukalyptusöl.

Indikationen: Bei Schnitt- und Kratzwunden, Abschürfungen, Verbrennungen, Sonnenbrand, Frieselausschlag (Miliaria), Insektenstichen, allergischen und juckenden Dermatosen, Windelekzemen und durch Kosmetika hervorgerufene Hautreaktionen, Alters-, After- und Genitaljucken, bei Hautläsionen durch Herpes simplex (Herpes labialis und Herpes genitalis), Eiterflechten (Impetigo contagiosa), Furunkulosen, Psoriasis und infizierten Dermatitiden durch Seborrhoe. Ferner bei Kopfflechte (Microsporum canis), Fadenpilzerkrankungen durch Triphytonstämme, Dekubitus- und Venengeschwüren, Nagelgeschwüren, Mundsoor (Candidiasis), Fußpilz, übelriechendem Schweiß (Bromhidrosis) und Kopf-, Kleider- oder Filzläusen. Auch als Mundwasser, Rachen- und Nasenspray zu verwenden. Behandlung von Staphylokokkenansammlungen auf der Haut, Furunkeln und Pickeln, Eiterfluß (Pyorrhoe), Zahnfleischentzündungen (Gingivitis), üblem Atemgeruch (Halitose) und bei Sekretstau in Bronchien und Nebenhöhlen. Darüber hinaus bei gynäkologischen Krankheitsbildern wie Trichomoniasis (Infektion mit Trichomonaden), Candidabefall und Zervixkanalkatarrh.

Vorsichtsmaßnahmen: Unverdünntes Teebaumöl ist in der Lage, Kunststoffe aufzulösen. Nur in Glasbehältern und kühl lagern. Bei sehr empfindlicher Haut ist die Verwendung von verdünntem Öl zu empfehlen. Selbst Verdünnungen im Verhältnis 1 : 250 weisen noch eine bakteriostatische Wirkung gegen krankheitserregende Keime wie Staphylokokken und Streptokokken, Typhusbakterien, Pneumokokken und Gonokokken auf.

Produktdaten

Produktbeschreibung

Produktname: Melaleuca-alternifolia-Öl
Synonym: Teebaumöl
Chemische Zusammen-
setzung: Ätherisches Öl, enthält Terpinen-4-ol, andere Terpenalkohole, Sesquiterpene; 1, 8 Cineol, p-Cymen etc.
CAS-Nr.   68647-73-4

Physikalische und chemische Zusammensetzung

Aggregatzustand: Flüssig
Farbe: Farblos bis hellgelb
Geruch: Muskatnußartig
Spezifisches Gewicht: 20/20°C: 0,890 bis 0,906
Brechungsindex: bei 0°C: 1,475 bis 1,482
Löslichkeit: Wasserunlöslich/alkohollöslich
Siedepunkt: Nicht bestimmt
Dampfdichte: (Luft=1) > 1
Verseifungszahl: 2 – 3
1, 8 Cineolgehalt: Nicht mehr als 10 %
Terpinen-4-ol-Gehalt: Mindestens 36 %

Feuergefährlichkeit

Flammpunkt (nicht
verschlossen):   140 °C
Löschmittel: Trockenschaum
Besondere Vorgehens-
weisen bei Feuer: Nicht bekannt
Außergewöhnliche Feuer-
und Explosionsgefahr: Nicht bekannt

Reaktivität

Stabilität:	Keine besondere Reaktionsgefahr; stabil auch bei erhöhten Temperaturen und Drucken.
Unverträglichkeit:	Lösungsmittel – Kontakt mit Kunststoff, Ölfarben, Tinte etc. vermeiden; nicht in Kunststoffbehältern aufbewahren.
Gefährliche Polymerisation:	Keine

Toxizität und gesundheitliche Gefahren

Toxizität:	Keinerlei Fälle akuter oder chronischer Toxizität bekannt
Gesundheitliche Gefahren:	Keine
Erste-Hilfe-Maßnahmen:	Augen reichlich mit klarem Wasser spülen; Haut mit Wasser und milder Seife waschen; Bei Verzehr reichlich Wasser nachtrinken.

Persönliche Schutzmaßnahmen

Atemwege:	Nicht erforderlich
Belüftung:	Ausreichende Raumbelüftung, örtliche Ableitung optional
Schutzhandschuhe:	Ölfeste Handschuhe optional
Augenschutz:	Sicherheitsbrille optional
Weitere Schutzmaßnahmen:	Nicht erforderlich

Nur in rostfreien Stahl- oder Glasbehältern aufbewahren! Behälter gut verschließen und kühl lagern.

Klinische Daten

29.02.1988

Desinfektionstest: T.G.A. (Option D), Antiseptischer Wirkungsgrad

Am 08.02.1988 erhielten wir eine Probe der unten genannten Substanz, deren Analyse die folgenden Ergebnisse erbrachte:

Probe: Teebaumöl, 80 % dispersibel
EML S/N: 88/110.2

Versuch Keimzahl (Org/ml) Wachstum in der Erholungsphase Ergebnis

A. Pseudomonas aeruginosa NCTC 6749

Tag 1	$2,6 \times 10^6$	$- - - - -$	gut
Tag 2	$6,0 \times 10^6$	$+ + - - -$	gut
Tag 3	$6,7 \times 10^6$	$+ - - - -$	gut

B. Proteus vulgaris NCTC 4635

Tag 1	$2,9 \times 10^6$	$- - - - -$	gut
Tag 2	$8,7 \times 10^6$	$- - - - -$	gut
Tag 3	$4,1 \times 10^6$	$- - - - -$	gut

C. Escherichia coli NCTC 8106

Tag 1	$6,0 \times 10^6$	$- - - - -$	gut
Tag 2	$6,1 \times 10^6$	$- - - - -$	gut
Tag 3	$6,5 \times 10^6$	$- - - - -$	gut

D. Staphylococcus aureus NCTC 4163

Tag 1	$5,4 \times 10^6$	$+ + - - -$	gut
Tag 2	$6,2 \times 10^6$	$- - - - -$	gut
Tag 3	$5,0 \times 10^6$	$- - - - -$	gut

Das Produkt Teebaumöl, 80 % dispersibel, hat den T.G.A.-Test, Option D, in einer unverdünnten Lösung bestanden.

20.08.1987

MIC-Bestimmung von Teebaumöl gegen Pilze

Probe: 100%iges Teebaumöl, Charge „0166"

Ergebnisse

Testorganismus	Konzentration der Probe im Verdünnungsmittel (% v/v)						
	0,0	0,25	0,50	0,75	1,00	1,25	1,50
Aspergillus niger	+	+	+	−	−	−	
Candida albicans	+	+	−	−	−	−	
Trichophyton mentagrophytes	+	+	+	−	−	−	

Anmerkung: Aspergillus niger ATCC 16404
Candida albicans ATCC 10231
Trichophyton mentagrophytes var. interdigitale

Methodik: Agardilution mit TSA-Agar, der die Probe in der oben angegebenen Konzentration enthielt. Die Platten wurden mit den entsprechenden Mikroorganismen ausgestrichen, bei 30°C fünf Tage lang im Brutofen gehalten und anschließend auf das Wachstum der Organismen untersucht.

20.08.1987

MIC-Bestimmung von Teebaumöl gegen Legionella spp.Probe:

100%iges Teebaumöl, Charge „0166"

Ergebnisse

Testorganismus	Konzentration der Probe im Verdünnungstest (% v/v)						
	0,0	0,25	0,50	0,75	1,00	1,25	1,50
L. pneumophilia Gp. 1	+	+	+	+			
L. pneumophilia Gp. 2	+	+	+	−	−	−	−
L. pneumophilia Gp. 4	+	+	+	+	−	−	−
L. dumoffii	+	+	+	−	−	−	−
L. germanii	+	+		+			

Anmerkung: Alle angegebenen Keime gehören der Spezies Legionella an.
Methodik: Agardilution mit einem Alpha-DCYE-Medium (Oxoid), das die Probe in der oben angegebenen Konzentration enthielt. Die Platten wurden mit den entsprechenden Mikroorganismen ausgestrichen, bei 35 °C 28 Tage lang in 6%igem CO_2 im Brutofen gehalten und in einem Abstand von 7 Tagen untersucht.

19.01.1982
Mikrobiologischer Test

Sehr geehrte Damen und Herren,
im Dezember erhielten wir eine Probe mit der Aufschrift „Teebaumöl, Charge 0166", welche, wie gewünscht, entsprechend der T.G.A.-Prüfung für Klinikhygiene (Option B) analysiert wurde.

Die Prüfung wurde insgesamt dreimal durchgeführt, wobei jedesmal frische Kulturen und Lösungen verwendet wurden.

Ergebnisse:
Probe: Teebaumöl 0166   Unverdünnte Lösung

Prüfung	Keimzahl (Org/ml)	Wachstum in der Erholungsphase	Ergebnis
Pseudomonas aeruginosa NCTC 6749			
Tag 1	$1,9 \times 10^9$	– – – + – – – – + +	gut
Tag 2	$6,5 \times 10^8$	– – – – – – – – – –	gut
Tag 3	$8,2 \times 10^8$	– – – – – + – – – –	gut
Proteus vulgaris NCTC 4635			
Tag 1	$4,9 \times 10^8$	– – – – – – – – – –	gut
Tag 2	$8,8 \times 10^8$	– – – + – – – – – –	gut
Tag 3	$2,9 \times 10^8$	– – – – – – – – – –	gut
Escherichia coli NCTC 8196			
Tag 1	$6,9 \times 10^8$	– – – – – – – – – –	gut
Tag 2	$2,9 \times 10^8$	– – – – – – – – – +	gut
Tag 3	$2,7 \times 10^8$	+ – – – – + + – – –	gut
Staphylococcus aureus NCTC 4163			
Tag 1	$9,0 \times 10^8$	– – – – – – – + – +	gut
Tag 2	$2,7 \times 10^8$	– – – – + – – – – +	gut
Tag 3	$5,8 \times 10^8$	– – + – – – + – – –	gut

Das Produkt mit der Aufschrift „Teebaumöl 0166" hat die T.G.A.-Prüfung Option B bestanden. Sämtliche Kontrollen entsprachen den Anforderungen des Prüfungssystems.

Theoretischer Vergleich zwischen Teebaumöl und anderen Antiseptika

(Auszug aus den Akten des Museum of Applied Arts & Sciences, Sydney, 1974)

Nachstehende Tabelle enthält nur Angaben über den Wert des Teebaumöls als Antiseptikum. Für die Anfertigung dieser Tabelle habe ich die Eigenschaften, auf die in den beigefügten Unterlagen Bezug genommen wird, zusammenfassend berücksichtigt.

Teebaumöl erfüllt alle acht von Professor Anderson aufgestellten Eigenschaften eines idealen Hautdesinfektionsmittels. Diese acht Eigenschaften sind:

Produkt:	Gram positiv (Staph. aureus)	Gram negativ (E.coli)	Säurefeste Bazillen	Bazillensporen	Fungizid
Alkohole	Empfindlich	Empfindlich	Empfindlich	Resistent	Mäßig sensibel
Phenole	„	„	Keine	„	Keine
Chlorpräparate	„	„	Mäßig empfindlich	Mäßig empfindlich	Keine
Jodpräparate	„	„	Empfindlich	Resistent	Mäßig sensibel
Aldehyde	„	„	„	Empfindlich	Empfindlich
Quecksilberpräparate	„	Mäßig sensibel	Resistent	Resistent	„
Chlorhexidin	„	„ „	„	„	Resistent
Quartäres Ammonium	„	„ „	„	„	„
Teebaumöl	Empfindlich	Empfindlich	Empfindlich	Empfindlich	Empfindlich

1. Eine rasche bakterizide und anhaltende Wirkung gegen eine breite Palette von Organismen und ein hoher Absorptionsgrad durch die Haut.
2. Merklich reinigende Wirkung, wie in der einschlägigen Literatur mehrmals erwähnt.
3. Verursacht keinerlei Hautreizungen, Zellgewebsschädigungen und hat keine nennenswerten Nebenwirkungen.
4. Lange Haltbarkeit.
5. Eignet sich gut für kosmetische Zwecke, ist farblos und hat einen angenehmen Geruch.
6. Ist nahezu pH-neutral.
7. Ist besonders aktiv in Gegenwart von Zelltrümmern.
8. Wirkt stark fungizid und kann erfolgreich bei Virusinfektionen eingesetzt werden, obwohl diese Eigenschaften nicht klinisch belegt sind. Das Öl ist deshalb ein nahezu ideales Hautdesinfektionsmittel.

Die klinischen Daten wurden von den E.M.L. Consulting Services of New Town, New South Wales, Australien, erbracht und ausgewertet.

Index

Abschürfungen 40, 75, 83, 109
Abszesse 40, 68, 82
Akne 32, 33, 34, 35, 36,
    41, 49, 61, 75, 81
Allergie 51, 70, 72, 73, 77, 90, 105
Allergische Hautreaktionen 93
Antiseptische Mundspülung 82
Aromatherapie 31, 65, 66, 95
Arthritis 40, 54, 105

Bäder 41, 62, 66, 70, 71
Beine und Füße 87
Beingeschwüre 88
Blase 32
Blasen 41, 50, 83, 87, 105, 106
Blutegel 40, 85
Bronchialkatarrh 84

Dermatitis 35, 40, 62, 72,
    73, 84, 85, 105, 107
Desodorisation 96
Dickdarmentzündung 47
Dosierung 44, 50, 53
Duftlampe 65, 66, 90, 91, 96

Eierstockzyste 89
Eiter 19, 20, 30, 32, 40, 47, 48, 76,
    106, 109, 110
Ekzeme 35, 42, 72, 75, 85, 93, 109
Emphysem 84
Enthaarung 41, 81, 87, 89
Erkältung 48, 80, 90, 92, 107

Fadenpilzerkrankung 71, 75, 86, 110
Fellpflege 94
Fleckekzem 72
Flöhe 44, 70, 72, 73, 84, 93
Furunkel 40, 105, 106, 110
Fußflechte 30, 34, 38, 41
Fußpilz 30, 34, 38, 41,
    48, 62, 76, 87, 110
Gerstenkörner 80

Giftsumach 85, 105, 106
Gingivitis 19, 82, 106, 110
Gürtelrose 85, 106

Haar 42, 51, 54, 62, 63,
    68, 71, 73, 79, 80, 81, 89
Halitosis 47
Hals 19, 35, 39, 44, 50, 54, 83
Halsschmerzen 19, 39, 50, 54, 83
Hämatom 87
Hämorrhoiden 34, 76, 88, 106
Haushalt 78, 89, 90
Haut 12, 18, 19, 20, 23, 32, 34, 35,
    37, 38, 40, 42, 44, 49, 50, 51, 52,
    53, 54, 61, 62, 66, 69, 70, 71, 72,
    73, 75, 77, 78, 81, 83, 84, 85, 86,
    88, 89, 91, 92, 93, 94, 95, 105, 106,
    107, 109, 110, 116, 123
Hautabschürfung 83
Herpes 34, 35, 39, 50, 52, 61, 81, 88,
    106, 109
Hersteller 26, 61, 79, 81, 83,
    90, 91, 99
Hornhaut 86, 87
Hufverletzung 94
Hühneraugen 30, 62, 87, 106
Husten 39, 83

Inhalieren 80, 83, 84
Insektenabwehrmittel 84, 94
Insektenstiche 40, 54, 69, 84, 92,
    94, 109
Ischias 86

Juckreiz 31, 34, 43, 44, 52, 55,
    70, 72, 73, 77, 93, 106

Karbunkel 42, 106
Kehlkopfentzündung 83
Knochenhautentzündung 47
Kolitis 47
Kopfhaut 42, 43, 44, 62, 63,
    75, 79, 80, 92, 107

Kopfläuse 43, 63, 75, 79
Körperpflege 6, 61, 88

Laryngitis 83
Läuse 43
läuse 43, 63, 75, 79, 110
Lippen 12, 35, 39, 52, 61, 81, 106
Lippenherpes 39, 52, 61, 81, 106
Luftbefeuchter 66, 80, 83, 84,
 90, 91, 96

Massage 40, 65, 66, 78, 90, 95
Milchschorf 42, 63, 92, 107
Mundgeschwüre 39
Mundspülung 39, 47, 49, 76, 78, 82
Muskelschmerzen 40, 78, 87, 95

Nagelbad 86
Nagelgeschwür 86, 110
Nase 38, 39, 48, 80, 107, 110
Nasenulkus 80
Nebenhöhlenentzündung 80, 107
Nesselfieber 86

Ohrenentzündung 92
Ohrenschmerzen 80
Ohrmilben 93
Ovarialzyste 89

Panaritium 86
Parasitenbefall 95
Parodontose 53
Periostitis 47
Pferd 54, 67, 68, 69, 77, 94, 95
Pickel 41, 110
Pilzbefall 35, 48, 64, 66, 69,
 72, 75, 93
Pilzinfektion 29, 88
Plantarwarzen 87, 107
Plaque 49, 53, 54, 76, 77, 82
Prellung 9, 47, 68
Psoriasis 34, 85, 107, 109

Rachen 83, 110
Rasur 41, 49, 77, 81, 87
Rezepturen 30, 44, 61, 78
Rheuma 86

Sandflöhe 84
Sarkoid 54, 67
Satteldruckstellen 94
Säuglingspflege 42, 91
Scheide 29, 30, 31, 34, 36, 48,
 54, 76, 88, 89
Schnitte 94
Schnittwunde 17, 40, 44, 47, 49,
 54, 75, 83
Sekretstau 80, 110
Sinusitis 80, 107
Sonnenbrand 50, 81, 109
Sonnenstich 41, 49, 75
Soor 78, 83, 105, 110
Stillen 91

Tierpflege 44, 95, 99

Verbrennungen 9, 17, 41, 49,
 54, 83, 109
Verdampfung 39, 44, 52, 66, 90, 95
Verschleimung 39
Verstauchung 40, 85
Virusinfektion 68, 106, 116
Vorsichtsmaßnahmen 45, 110

Warzen 86, 107
warzen 41, 87, 107
Windelekzem 42, 75, 109
Windelreinigung 91
Wunden 12, 17, 19, 20, 40, 44, 47, 48,
 49, 54, 69, 75, 83, 94, 109
Wundliegen 91
Wundsein 92

Zahnbelag 39, 54, 82
Zähne 53, 54, 82
Zahnfleisch 19, 39, 49, 53, 76,
 77, 82, 106, 110
Zahnpflege 77, 99
Zahnschmerzen 82
Zecken 40, 77, 85, 93, 107

Literaturvorschläge

Blumenthal, Mark: „Speaking of Herbs". Health Food Business Magazine. Juli 1987.

Cusumano, Donna: „Australian Influence Making Inroads in the Marketplace." Health Food Business Magazine. Februar 1988.

Tisserand, Robert: „Australian Tea Tree Oil." The International Journal of Aromatherapy. Bd. 1, Nr. 1, Februar 1988.

Lee, Paul, Ph.D.: „The Contemporary Herbal All About Tea Tree Oil From Australia". Total Health Magazine, 6001 Topanga Canyon Blvd., No. 3, Woodland Hills, CA 91367. Oktober 1988.

Blumenthal, Mark: „Herbs for Health, Tea Tree Oil", Let's

Literaturangaben

Australian Journal of Pharmacy, Bd. 72, Januar 1991.

Belaiche, P.: „Treatment of Skin Infection with the Essential Oil of Melaleuca alternifolia." Phytotherapy, Bd. 15, 1985.

Belaiche, P.: „Treatment of Vaginal Infections of Candida Albicans with the Essential Oil of Melaleuca alternifolia." Phytotherapy, Bd. 15, 1985.

Brown, Donald J., N.D.: „Tea Tree Oil for Bacterial Vaginosis and Monilial Vulvovaginitis." Townsend Letter for Doctors' Phytotherapy Review and Commentary. Mai 1991.

Goldsbrough, Robert E., F.C.S.: „Ti-Tree Oil." Manufacturing Chemist. Februar 1939, S. 57 – 60.

The Medical Journal of Australia. Bd. 153, 15. Oktober 1990.

Pena, E.O.: „Melaleuca alternifolia Oil, Uses for Trichomonal Vaginitis and Other Vaginal Infections." Obstetrics and Gynecology. Juni 1962.

Penfold, A.R. und Morrison, F.R.: „Some Notes on the Essential Oil of M. alternifolia." Australian Journal of Pharmacy. 30. März 1930. British Medical Journal, 1933.

Australian Journal of Dentistry. August, 1930.

Shemesh, Alvin, M.D. and Mayo, William, Ph.D.: Family Practice Study. Mai 1991.

Tisserand, Robert: „Australian Tea Tree Oil." Aromatherapy for Everyone. 28. April 1988.

Walker, M: „Clinical Investigation of Australian Melaleuca alternifolia Oil for a Variety of Common Foot Problems." Current Podiatry. April 1972.

Live Magazine, 444 N. Larchmont Blvd., Los Angeles, CA 90004. März 1989.

Bunby, Paul: „Consumer Education Series: Tea Tree Oil." Health Food Business, Howmark Publishing Corp., 567 Morris Ave., Elizabeth, NJ 07208. Juli 1989.

Reuben, Carolyn: L.A. Weekly. 17. – 23. Mai 1991.

Shimrod, Nimrod, N.D.: „Body Care: Tea Tree Oil: Australian Gold." Delicious Magazine, New Hope Communicating Inc., 1301 Spruce Street, Boulder, CO 80302.

Day, Robb: „Alive, Focus on Nutrition #16, Australian Tea Tree Oil, The Essence of Excellence." Dieser vierseitige Bericht kann unter folgender Adresse bestellt werden: Alive, Focus on Nutrition, Box 80055, Burnaby, B.C. V5H345 Canada.

Zukünftig erscheinende Artikel

Alive Magazine. Ausgabe Juli/August 1991.

Rodale Press. The Prevention How-To Dictionary of Healing Remedies and Techniques. Veröffentlichung Anfang 1992.

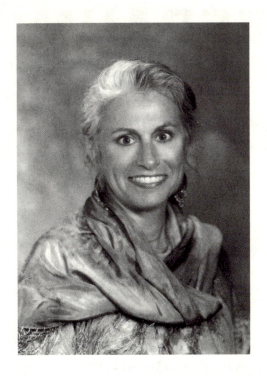

Cynthia Olsens besonderes Interesse galt schon immer einer gesunden und ausgewogenen Lebensweise und den natürlichen Heilverfahren. Die einzigartigen heilenden Eigenschaften des Teebaumöls inspirierten sie zu dem bereits zweiten Buch über dieses Thema. Die Veröffentlichung dieses Buches betrachtet sie als Bestandteil ihres Strebens nach Einklang zwischen Körper, Geist und Seele.

TEEBAUMÖL

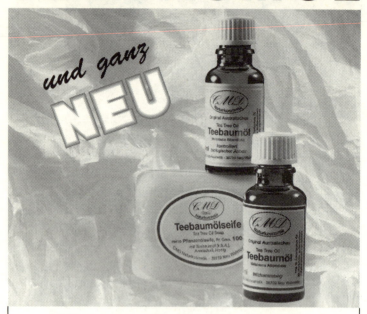

Körperpflege Produkte
mit Teebaumöl

Spitzenqualität aus k.b.A. u. Wildsammlung
(100 % australisches Teebaumöl, naturrein)

Shampoo, Duschgel, Körperlotion, Gesichtscreme, Seife, Zahncreme

*Die ideale Pflegeserie für
empfindliche und problematische Haut*

Im Naturkosthandel erhältlich oder im Versand bei:

C.M.D. Naturkosmetik
Neuer Weg 8 · 38729 Neu Wallmoden
Tel: 0 53 83 / 84 85 · Fax 0 53 83 / 84 86
WIR SIND GEGEN TIERVERSUCHE!

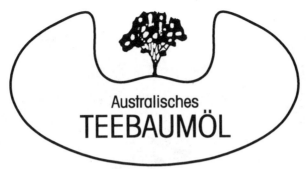

Australisches
TEEBAUMÖL

aus kontrolliert biologischem Anbau

und über 200 weitere
hochwertige ätherische Öle,
teilweise in DEMETER-Qualität,
Jojobaöl, Naturparfüms und
viele andere Produkte
aus der Natur

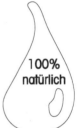

100% natürlich

Unsere Adresse finden Sie
in der Positivliste des
Deutschen Tierschutzbundes.

Fordern Sie kostenlose Unterlagen an bei:

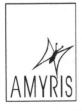

Rose Eggert
Weinstr. 22
D -74343 Sachsenheim
Tel. 07046/7539
Fax 07046/7782

MELALEUKA ÖL
Melaleuca alternifolia, AS+

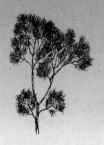

Gerne senden wir Ihnen
(kostenlos und unverbindlich)
entsprechendes Informationsmaterial,
Preisliste etc... zu oder
fragen Sie einfach Ihren Apotheker.

MELALEUKA GmbH

Luisenstraße 17 • D-66125 Saarbrücken
Postfach 200 140 • D-66042 Saarbrücken
Telefax (0 68 97) - 76 81 77
Telefon (0 68 97) - Ø 7 71 88

MelaCare
Produkte mit Melaleuka Öl

Kompetenz in Sachen Teebaumöl

Spitzenqualität aus kontrolliert biologischem Anbau und Wildwuchs!

Cineolgehalt garantiert unter 4 %!

Nur von ausgewählten Plantagen aus Australien!

Wir sind Mitglied im Anbau-Verband australischer Teebaumöl-Produzenten (ATTIA)

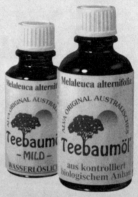

VILUNA Natur-Kosmetik mit Teebaumöl
Die spezielle Serie von Kopf bis Fuß!

Stetiger Erfahrungsaustausch mit Ärzten, Heilpraktikern und Wissenschaftlern.

Große Auswahl ätherischer Öle!

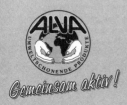

Erhältlich in Naturkostläden, Reformhäusern, Apotheken.
Nähere Informationen bei:
ALVA umweltschonende Produkte GmbH
D-49084 Osnabrück - Tel: 0541/708707 - Fax: 0541/708706

Vertrieb in Österreich: LM-Naturprodukte
A-5201 Seekirchen - Tel: 06212/5822 - Fax: 06212/7351

Wir sind gegen Tierversuche!

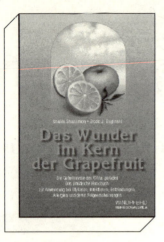

Shalila Sharamon·
Bodo J. Baginski

Das Wunder im Kern der Grapefruit

Bei ihren international angelegten Forschungen machten die beiden Bestsellerautoren eine nahezu sensationelle Entdeckung: Ein einfacher, natürlicher Pflanzenextrakt wird hinfort eine ganze Reihe von umwelt- und gesundheitsbedenklichen Präparaten und Substanzen mit zum Teil hochschädigenden Nebenwirkungen ersetzen können. Nahezu alle bekannten schädigenden inneren und äußeren Pilze, Viren und Bakterien, das zeigen breitangelegte Untersuchungen aus mehreren Ländern, sind durch dieses Naturmittel in den Griff zu bekommen. Ebenso lassen sich die meisten Formen von Infektionen, Entzündungen, Allergien leicht, erfolgreich und dabei völlig risikolos, sozusagen im Selbstverfahren, behandeln.
192 Seiten, DM/sFr 19,80/
öS 147,00, ISBN 3-89385-140-2
Neuerscheinung: März 1996

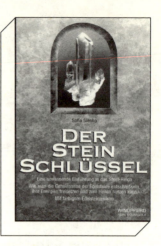

Sofia Sienko

Der Steinschlüssel

**Wie man die Geheimnisse der Edelsteine entschlüsseln, ihre Energien freisetzen und zum Heilen nutzen kann
Mit großem farbigem Edelsteinlexikon**

„Der Steinschlüssel" ist ein Kurs in Edelsteinheilkunde. Sofia Sienko hat das Buch geschrieben, das sie sich gewünscht hat, aber nirgends finden konnte, als sie anfing, sich mit Edelsteinen zu beschäftigen. Und sie warnt den Leser: dieses Buch macht süchtig nach Steinen. Nach dem Lesen dieses Buches werden Sie Ihre Steine und Mineralien viel besser verstehen. Etwa 100 der meistgebrauchten Edelsteine sind in ihren Heilwirkungen ausführlich beschrieben, ergänzt mit Fallberichten und tollen Tips, sowie jeweils farbig abgebildet. Auch hier konzentriert sich die Autorin auf Wichtiges und nur selbst Erprobtes.
352 Seiten, DM/sFr 39,80/
öS 295,00, ISBN 3-89385-156-9

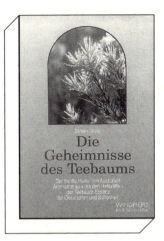

Susan Drury

Die Geheimnisse des Teebaums

Der sanfte Heiler aus Australien. Aromatherapie mit den Heilkräften der Teebaum-Essenz

Teebaum-Essenz aus Australien – das revolutionäre Heilmittel auf dem alternativen Gesundheitsmarkt. Zwar wurde das Teebaum-Öl von den Aborigines Australiens schon seit jeher zum Heilen verwendet, aber erst neueste Forschungen haben uns den ungeheuren medizinischen Wert dieser Substanz bewußt gemacht. Der Teebaum wächst in bestimmten Regionen Australiens, die Essenz wird durch das Destillieren der Blätter gewonnen. Wie wir es zur Linderung von Beschwerden, zur Körper- und Schönheitspflege einsetzen können, erfahren wir in diesem Buch.

128 Seiten, DM/SFr 16,80
ÖS 131,00   ISBN 3-89385-073-2

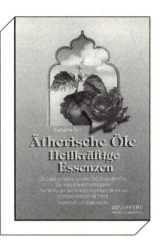

Rodolphe Balz

Ätherische Öle – Heilkräftige Essenzen

**Die Duftgeheimnisse von über 200 ätherischen Ölen.
Das kompakte Nachschlagewerk über Wirkungen und Anwendungsmöglichkeiten von Essenzen für Fitneß, Gesundheit und Wohlbefinden**

Rodolphe Balz hat viel Erfahrung mit Pflanzenkräften, seit über 15 Jahren betreibt er biologischen Anbau von Gewürz- und Heilkräutern in der Provence. Nun gibt er sein gesammeltes Wissen in diesem einzigartigen Kompendium von wesentlichen und wichtigen Informationen über mehr als 200 ätherische Öle, ihre Wirkungsweisen und Einsatzbereiche wieder und hat somit ein unentbehrliches Handbuch zur Aromatherapie geschaffen.

272 Seiten, DM/SFr 24,80
ÖS 194,00 ISBN 3-89385-136-4

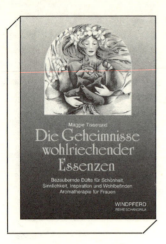

Maggie Tisserand

Die Geheimnisse wohlriechender Essenzen

Bezaubernde Düfte für Schönheit, Sinnlichkeit, Inspiration und Wohlbefinden. Aromatherapie für Frauen

Die überarbeitete und wesentlich erweiterte Neuausgabe des Best- und Longsellers von Maggie Tisserand. Ein Grundlagenwerk zur alltäglichen Verwendung der Aromatherapie. Maggie Tisserand hat dieses Buch speziell für Frauen geschrieben und ihre praktischen Ausführungen sind eine Einweihung in die Geheimnisse der bezaubernden Düfte, die sich jede Frau zunutze machen kann. Die Hinweise, Aromen zum Wohlbefinden einzusetzen, sind in persönliche Erfahrungen eingebettet und mit Rezepten erweitert. Ein totales Praxisbuch.

240 Seiten, DM 19,80
ISBN 3-89385-021-X

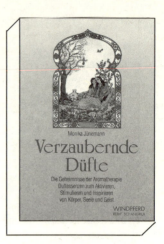

Monika Jünemann

Verzaubernde Düfte

Die Geheimnisse der Aromatherapie. Duftessenzen zum Aktivieren, Stimulieren und Inspirieren von Körper, Seele und Geist.

Gerüche beeinflussen unsere Stimmung, können stimulieren und erregen, besänftigen und harmonisieren, ja sogar heilen. Auch der moderne Mensch kann sich dem Zauber der schönen Düfte nicht entziehen, denn sie wirken direkt und unmittelbar. **Verzaubernde Düfte** ist eine Einladung ins Reich der Sinne, eine Entdeckungsreise in die Welt der Wohlgerüche und Essenzen, die mehr Einfluß auf unsere Wahrnehmung, auf unsere Sicht der Welt haben, als wir zu glauben bereit sind.

128 Seiten, DM 16,80
ISBN 3-89385-017-1